精神医療の専門性

「治す」とは異なるいくつかの試み

近田真美子 *Konda Mamiko*

医学書院

近田真美子（こんだ・まみこ）
福井医療大学保健医療学部看護学科教授。
1975年、北海道浦河町生まれ。浦河赤十字病院の精神科病棟をはじめ
外科病棟で働く。日本赤十字広島看護大学で看護学士、北海道医療大
学看護福祉学研究科で看護学修士、大阪大学大学院人間科学研究科で
博士（人間科学）を取得。東北福祉大学で教鞭をとっていたとき、東日
本大震災に遭遇。こころのケアチームの一員として、石巻市や仙台市の避
難所支援に従事する。その傍ら、仲間とともに、震災という出来事を遡行
的に問い直す哲学対話実践の場を設け、対話を可視化するファシリテーショ
ン・グラフィックを担当。2023年より現職。専門は精神看護学。

精神医療の専門性

──「治す」とは異なるいくつかの試み

発　　行　　2024年3月15日　第1版第1刷©

著　　者　　近田真美子

発行者　　株式会社　医学書院

　　　　　　代表取締役　金原　俊

　　　　　　〒113-8719　東京都文京区本郷1-28-23

　　　　　　電話　03-3817-5600（社内案内）

印刷・製本　アイワード

ISBN978-4-260-05589-5

はじめに

　薬ではなく神社のお札を活用して、利用者の精神症状を落ち着かせる。
　利用者の自宅の庭にシイタケの原木を持ち込んだり、玄関先で、たこ焼きを焼くことで利用者との関係性の構築を図る。
　本書には、このように、一見、医療とは相容れないユニークな実践を展開する専門職らが登場する。彼らは、重度の精神障害者の地域生活を24時間365日地域で支えるACT（Assertive Community Treatment：包括型地域生活支援プログラム、以下ACTと略す）というプログラムに従事する看護師や精神保健福祉士、精神科医であり、国家資格を有する正真正銘の医療専門職である。
　本書は、こうした"医療"と形容するには憚られる実践のなかに、精神医療の専門性を炙り出そうと模索した記録である。炙り出すために活用したのが、ACTで働く医療専門職たちの即興的な語りと、近代哲学が生んだ現象学という道具である。

　さて、議論をはじめる前に、そもそも私がどうしてこの活動にのめり込むことになったのか、というところからはじめることにする。
　私が新人看護師となって初めて就職したのは、北海道の南端部に位置する浦河赤十字病院の精神科開放病棟という、慢性の統合失調症を抱えた患者が療養生活を送っている病棟であった。かつて自分が生を受けた病院へ就職するという縁に高揚しつつも、「希望者があなたしかいなかったから」というあっけない理由で精神科病棟への配属が決まったと

きの戸惑いは今でも鮮明に覚えている。しかし、こうした不安は、入職してすぐ吹き飛ばされることとなる。

浦河といえば、今でこそ、当事者自身が自分の病を研究という方法で探求する「当事者研究」[1]で注目されているが、私が臨床で働いていたときの病棟で展開される医療は、当事者研究という側面からだけでは捉えきれない面白さや豊かさで溢れていた。

例えば、入院に至るまでの経過を苦労のプロセスと捉え、患者と一緒に振り返り共有したり、看護計画は医療専門職が解決すべき "問題" ではなく、患者の "課題" として返すべきであるという考えに立ち返り、ナースステーション内で、患者と共に看護計画を立案したり、幻聴を「幻聴さん」と名づけ、患者の身に起きている世界を共有するため、積極的に幻聴や妄想の内容を申し送りで公開し、幻聴との付き合い方について自分たちも一緒になって考えるなど、スタッフ自身が創造性を働かせながら、病棟内を自由に泳ぎ回っていた。

患者が入院してすぐ開催される入院時カンファレンスには、同じ病を抱えた地域で暮らす当事者らも同席したり、当時、病棟医であった川村敏明医師は、病院外を散歩中にたまたま出会った患者と立ち話することで回診を済ませるなど、病院の内と外を隔てる壁を感じさせない、規律の少ない柔軟なシステムで運営されている病棟であった。「病棟の規則をつくることは簡単だが、一度、つくってしまうとなくすのが難しくなる」という信念のもと、医療専門職として "すべきこと" と "してはいけないこと" を見極めるための話し合いを常に欠かさなかった。

なかには、幻聴がひどくなるなど精神症状が悪化する患者もいたが、幻聴ミーティングという場で苦労を公開する場が設けられていたこともあり、過剰な薬物投与を行ったり、隔離や拘束といった行動制限が必要なケースまで発展することは皆無であった[2]。このときに味わった医療

専門職としての"幸せ"な経験が、精神科看護師としての私の原点となっている。

　その後、医療専門職としての技量を高めるべく浦河赤十字病院を離れた私は、患者の精神症状を薬物療法や行動制限で過剰にコントロールしようとする医療専門職の姿を目にすることで、日本の精神科医療が抱える問題を知ることになる。そして、浦河赤十字病院の精神科開放病棟で繰り広げられていた実践とは一体何だったのか、悩んだ末に、精神科看護における専門性の希薄さについて警告を鳴らし続けていた阿保順子教授の研究室に飛び込んだのである。

　阿保教授は、少女のような無邪気な笑みのなかに鋭い眼光を宿しながら「看護師はなんでもやってきたし、何でもできる。だが、何者でもない」「（看護師の学修意欲の高さを揶揄しつつ）お勉強が、改革や発展に直接貢献することはない」と、マニュアルに従って行動するだけで思考しようとしない精神科看護の姿を痛烈に批判してきた。

　また、精神科看護の専門性を支えてきた対人関係論やセルフケア・モデルの限界を指摘した上で、「分裂病（統合失調症）が病気であるという考えに立つこと、それが人にもたらす苦痛に沿っていくという意味において必要なのである」と述べ、中井久夫の寛解過程論（1984）をベースに看護行為の意味を導き出す精神構造モデル[3]を生み出した。この精神構造モデルは、統合失調症の急性期にある患者はなぜ同じ話を反復するのか、なぜ、徘徊という行為が存在するのか、なぜ入浴を拒むのかといった「病気」についての理解を徹底的に深めていくことで、病者の行為の意味を理解し、適切な対応へと導くというものであった。

　確かに、患者が病に罹患している以上、病そのものに対する理解を深めるのは、幻聴や妄想といった精神症状に悩まされている人の苦痛に沿う医療専門職として必要な営みである。加えて、この精神構造モデルと

いう枠組みは、患者の行為の意味を徹底的に探求するという点において、精神科看護の専門性の充実をもたらす可能性を大いに秘めていた。

　とはいえ、精神構造モデルという歯切れのよい枠組みも、病への解釈を強化し患者を一方的に眼差すなど、活用方法を誤ることで、かえって病者と距離をとるための道具と成り下がってしまう危険性もあるのではないか、そんな疑念が頭をよぎった。

「精神医療や看護の専門性とは、いったい何なのか……」

　自分のなかで適切な答えを見つけ出せぬまま、偶然にも阿保教授の知り合いでACTというプログラムを地域で立ち上げる精神科医がいるという話を聞き、どのような実践をしているのか見てみたいと興味半分で診療所に赴いた。

　そこで出会った同世代の医療専門職らの実践は、私が浦河赤十字病院の精神科開放病棟で経験した実践とは、また別の専門性の在り方を見せてくれたような気がしたのである。このとき、感じた衝撃については、補章の「ACTとは何か」でも言及するが、まずは本論で紹介する5名の実践家の語りを通して、感じていただけたらと思う。

　私がはじめてACTという世界に足を踏み入れてから、すでに15年以上が経過した。その間、ACTには、さまざまな医療専門職が入れ替わり立ち代わりやってきては去っていった。研究者という形でインタビューに伴走しつつも、ときには研究する者とされる者という関係性を超えて、共に学習会やワークショップを企画したり、日本の精神医療の現状と行く末について居酒屋で愚痴を言い合い議論を交わしたこともある。ACTに来たばかりの精神保健福祉士の研修先にと浦河べてるの家

を紹介したこともあれば、地域で働きたいという学生の就職相談に応じてもらったこともある。

　また、彼らと共に1970年代に公的な精神科病院の廃止を成し遂げたイタリアの地域精神保健の現場をくまなく視察し[4]、本場のジェノベーゼソースを絡めたパスタに舌鼓を打ち、出来立ての熱いピッツァを頬張りながら、地域における医療専門職の責任や専門性についても議論を交わすという経験もした。このときの視察で、胸に強く刻みこまれたのが、精神保健センターの廊下やオフィス内の壁など、訪れる先々で目にした精神科医バザーリア（Basaglia）の写真とこの言葉である。

> 「重要なのは、私たちが不可能を可能にしてみせたことです。10年、15年、あるいは20年前であれば、マニコミオを破壊することなど考えもしませんでした。もしかしたら、マニコミオは、ふたたび閉ざされてしまい、以前よりもっと固く閉ざされてしまうかもしれません。それは私にはわかりません。とにかく私たちは、これまでとは違ったやり方で狂気を抱えた人を支援できることを示したのです。この私の証言が揺らぐことはありません。しかし。ある行為を広めることができたとしても、それがそのまま勝利を意味するわけではありません。大事なことは別にあります。つまり、不可能だと思われていたことも可能になるということを、今では人々が知っているということが大事なのです」[5]
>
> Franco Basaglia　リオデジャネイロ　1979年6月28日

　浦河赤十字病院の精神科開放病棟での経験を出発点として日本の精神医療の現状に直面し驚愕するなか、ACTと出会い、その魅力に巻き込まれてはや十数年が経過した。世界にも類を見ないほど精神科病院への長期入院を余儀なくされている患者が多く、地域生活中心へと転換しき

れていない日本において、ACT というやり方で重度の精神障害者の地域生活を支えている人々が存在している現実を、どのように示し伝えていくことができるだろうか。ACT で働く医療専門職の活動に伴走し、ACT 実践の目撃者である自分にできることは何であろうか。悶々としつつも、終始一貫していたのは、私が精神科看護ならびに精神医療における専門性について、こだわり続けてきたという点であろう。

さて、本書の構成と概要は以下のとおりである。

本書は、ACT で働く医療専門職の実践の成り立ちを、現象学という道具を用いて可視化する営みを通して、精神医療における専門性を探求したものである。

序章では、入院医療中心から地域生活中心へと転換しきれていない日本の精神医療の現状について、患者と医療専門職の非対称性をはらむ関係性という観点から整理した。

続く第1章から第5章では、ACT で働く医療専門職5名（看護師3名、精神保健福祉士1名、精神科医1名）の個々の実践の成り立ちを示した。お札やシイタケの原木を用いるといったユニークな実践を、従来のように、感性や個性という表現で片づけて手の届かない場所へ放り出すのではなく、彼らが事象をどのように意味づけていたのか、経験の内側から眼差すことを試みた。

第6章では、そこまでの議論を踏まえながら、ACT 実践から見えてきた精神医療の専門性について言及した。

本書は、閉塞感ただよう日本の精神医療に希望という名の未来を見出したい、そんな切なる願いを込めて書かれた。本書を通じて、専門職1人1人が精神医療の専門性を問い直し、医療が、再び人々の人生を支え

る堅固でしなやかな杖として息を吹き返し、そこに、支援する人、される人、お互いにとっての幸福となる道筋を見出せれば、幸いである。

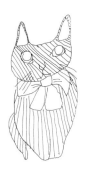

装画・イラスト　SAKURA〈嬉々!!CREATIVE〉
装幀　松田行正＋倉橋弘

序章 日本の精神医療の現状

1. 政策の推移

　日本の精神障害者に対する政策は、社会防衛的な色合いの強い法律によって隔離収容を推進してきたという経緯がある。1960 年代以降、欧米では、精神科病院[1] 中心の入院治療から脱却し、コミュニティケアへと舵をきった。一方、日本の精神病床数ならびに平均在院日数は、OECD 加盟国のなかでも際立って多く、欧米諸国から大きな後れをとっている現状にある[2]。

　こうした状況のもと、厚生労働省は 2004 年に精神保健医療福祉の見直しに係る具体的な方向性を示すべく「精神保健福祉改革のビジョン」を発表した。このビジョンでは「入院医療中心から地域生活中心へ」という基本方策を掲げ、今後 10 年間で受け入れ条件が整えば退院可能な約 7 万人の社会的入院患者の解消を目指すなど、地域生活を中心とした支援への方向転換を明確に打ち出した。

　その後、入院期間が一定期間を超えると診療報酬が下がる仕組みを取り入れるなど、病院での取組みを促進することで新規入院患者の在院日数は減少に転じたが、依然として多くの統合失調症による長期入院患者が存在していることが中間報告で明らかとなった。そこで、今後の精神保健医療施策の具体化を目指して「新たな地域精神保健医療体制の構築に向けた検討チーム」が発足し、入院という形に頼らない支援の構築を目指した「精神障害者アウトリーチ推進支援事業」をはじめとするさま

ざまな事業が展開された。

　そして、入院医療中心からの脱却をより強力に推進すべく 2017 年度からは「精神障害者にも対応した地域包括ケアシステム」という新たな政策理念を掲げ、精神障害者が地域の一員として自分らしい暮らしを送ることができるよう、障害保健福祉圏域ごとの包括ケアシステムの構築を進めている。

2. 病院と地域という場における支援観の相違

　このように、続けて政策を打ち出してはいるが、「入院医療中心から地域生活中心へ」の転換は、遅々として進んでいない。その理由として、利用者の高齢化や地域で暮らすための社会資源の地域格差、住民の偏見、支援に携わる専門家の力量など、さまざまな課題が指摘されている（厚生労働省、2014）。加えて、長期にわたり病院という施設での生活を余儀なくされた当事者らは、社会という現実世界へ移行することへの不安もあって退院を希望しない者も多く、こうした施設症（Barton, 1976/1985）への対応も課題の 1 つとなっている。

　なかでも、支援に携わる専門家の力量は大きな課題であろう。近年、地域で暮らす精神障害者ならびに家族への支援の担い手として、精神科訪問看護の体制整備が進められてきたが、実際には、病識の不十分さや精神症状の不安定さによる利用者との関係構築の難しさ、支援の成果やゴールが明確にならないといった多くの困難が明らかになっているといわれている。例えば、川内・天谷（2013）は、病棟看護師が精神科訪問看護を実施するなかで感じる困難として、「患者の主体性を尊重する訪問看護へ切り替えられない難しさ」や「患者のペースや都合を優先しないと、支援を受け入れてもらえない負担感」をあげており、病院から地

域へと支援の場を移す過程において支援に関する発想の転換ができないことを指摘している。

　これらの先行研究が示しているのは、抽象的かつ可視化しにくいという精神症状特有の不確かさに加えて、精神科病院という場で慣れ親しんできた支援観と、地域という場における当事者の生活を支えるための支援観は、大きく異なっている可能性があり、それが支援の困難さを生み出しているということであろう。

　すでに社会学者の三井（2013）が、問題解決のために高度にシステム化された特殊な場である病院と、支援の目的やアウトカムが見えにくい生活の場である地域において展開される論理は、大きく異なることを指摘している。精神医療という領域におけるこの問題は、専門性をどのように方向づけていくかという専門職の在り方に直結していくだけに、大きな問題となることは間違いない。

3. 精神科病院という空間における　患者と医療専門職の非対称性

　そもそも精神科病院とは、精神症状の悪化した患者への治療を行うという医学の論理が具現化した空間、つまり医学モデル[3]に支配された場である。医学モデルが優位にはたらくということは、そこで働く専門職は、自ずと精神症状という事象に対して管理的な眼差しで捉える習慣が身に付く可能性が高い。

　例えば、精神症状が出現している以上、退院は難しいと考え、服薬管理の手段に固執したり、妄想に発展する可能性があるという理由で、患者の欲求や希望をはぐらかすといった専門職の姿をよく見聞きする。人間であれば誰しも持ち合わせている欲求や希望といった健康的な側面

と、精神症状のような病にまつわる事象を天秤にかけたとき、現時点で優先されるのは病にまつわる事柄というわけだ。

　精神症状の悪化という未来を見据えたとき、専門職は予防という名の下に支配的な関与を開始する。そして、こうした彼らの行為は医学モデルを背景にした場において正当化される。この問題は、専門職の専門性をどのように考えるべきかという問題にまで発展するだろう。かつてバザーリアは『精神医学の危機』（Basaglia、1968/2021）で、精神症状により精神病院に入院している患者であっても、暴力や暴言といった言動が精神症状に由来するのか施設症の影響なのか明瞭に分けられない場合があると指摘したが、ひとたび、科学 − 論理的思考モード[4]に彩られた病院という空間に足を踏み入れれば、それはすべて医学モデルの眼差しで介入される可能性があることを示唆しているだろう。

　また、病院という場が治療を目的とした場である以上、患者と専門職の出会いというのは、治療する側とされる側といった二項対立のものとして、さらには専門知を有する側と欠如している側という非対称性の関係性をはらむものとなるだろう。長谷川（2014、2015、2016）は、精神科病院における患者の暴力行為がすぐさま「症状」として読み替えられると同時に、医療者側の行為が「ケア」として位置づけられ、合理的に処理されていくことの問題を指摘している。その背景には、精神障害者である患者と健常者である医療者の証言能力の信用性における非対称性が潜んでおり、医療者側の行為が「ケア」として正当化され続ける以上、精神科病院という閉鎖的な空間内で起きる暴力や差別といった事実は、かき消されてしまうと警告を鳴らしている。

　私も、学生時代に患者と共に院内の作業療法に参加したとき、自分の着席したテーブルの上に好みの折り紙がなく、別のテーブルに取りにいった患者に対してスタッフが制止した場面について、後のスタッフカ

ンファレンスで、これを患者の逸脱行為だと問題扱いしていることを聞き、大きな衝撃を受けたことがある。自分が着席したテーブル上の折り紙を使用するようにというルールが存在しており、そのルールに違反したということで逸脱行為と見なされた可能性が高いが、折り紙を作成するという作業において、自分の好みの折り紙を探すという欲求や能動的な行為自体は、肯定されるべき事象ではないのかと違和感を抱いた。

そのときの私は、学生という未熟な存在ではあったが、スタッフら医療専門職側の価値観に合わせないと問題として扱われるという雰囲気に息苦しさを覚えると同時に、精神医学の知がもたらす権力の怖さを肌で感じた。今でも、病院内のスタッフに自分の話を病状に絡めて解釈され正当に扱ってもらえなかったという当事者らの話を耳にすることから、当時と同じような事象は臨床において多々存在していると思われる[5]。

このように、非対称性の関係になるということは、患者の一挙手一投足すべてが精神疾患に関連づけられて解釈される恐れがあるということであろう。こうした眼差しのもとで展開される精神医療とは、果たして卓越性や利他主義といった高い専門性を有する医療と呼べるのだろうか。

4. 多様な価値観が内包された地域という空間

一方、地域という場はどうだろうか。地域とは、土地の区域ないし範囲、一定区画の土地等といった空間を指すと同時に、人々の日常生活における生活の基盤が展開される場でもある。社会学者の松原（1971, p.89）は、人間の生活を「『生きていく』ことの表現である」とし、「より良く生きるという目的に向かって展開される生活行動の複雑な体系である」（同、p.90）と述べている。

こうした「生きる」という機能を持つ営みには、周囲の人々や社会と

のかかわりを持ちながら、その人の価値観や習慣、生活態度、暮らし、生き方といったものが内包されている。そして、価値観が多様であるということは、精神疾患を抱えた当事者らの日々の生活において、医学モデルという限定された論理が通用する場ではないということであろう。

　実際、地域で暮らす当事者のなかには、病の治療そのものよりも働いて自立した生活を送りたいといった希望を抱いていたり、症状を抱えつつも内服に頼らずに生活したいと願う者もいる。もちろん、病の克服が人生の幸福につながる可能性は否定しないが、精神疾患は慢性的な経過をたどることが多いため、支援者は、疾患や障害をもちながら生活する療養者であるという生活者支援の視点を意識しながら関わることが重要であろう。訪問看護師らが抱く困難のなかに、患者のペースや主体性を尊重することの難しさがあがっていたのは、こうした多様な価値観を持ち合わせながら生活を送っている当事者のもとへ出向いていき、彼らの希望に伴走することが地域という場における支援であり、そこでは医学モデルに価値を置く思考からの脱却が必要となるためではないだろうか。

5. 地域という場における専門性とは何か

　こう考えると、日本の精神科病院で長年働いてきた専門職が、地域という場において専門性を発揮しながら支援するというのは、川内ら（2013）が指摘しているとおり、まさに発想の転換を必要とする事態だといえるだろう。

　では、医学モデルに価値を置く思考から距離を置いた専門性とは、いったいどのようなものだろうか。かつての反精神医学運動[6]のように、精神医学の専門性を否定し脱医療化[7]を試みるということなのだろうか。私が、浦河赤十字病院の精神科開放病棟で経験したように、病

ではなく人間の苦悩に焦点を当て、人と人との関係性を重視することで足りるのか。もしくは、当事者こそが経験としての専門家であるという価値観を重視し、医療専門職としての属性を捨てながら完全なる素人として関与することなのだろうか。精神医療という名の下で展開すべき専門性とは一体何なのだろうか。

　精神疾患を抱えた当事者の「地域生活中心」を推し進めていくためには、地域生活支援に携わる専門職の増員や社会資源の充実といった物的・人的資源の拡充だけでは足りないだろう。むしろ、医学モデルを中心とした実践からの脱却といったパラダイムシフトが必要なのではないか。

　そのためには、高度で複雑な新たな知や技術を獲得するという方向性で専門性を鍛え上げる以外の道を考えなくてはならない。そして、地域生活支援にふさわしい専門性を追求し、新たな実践のあり方を知ることで、精神医療という名の下で展開すべき専門性について、改めて吟味する必要があるのではないかと思う。

第 1 章

支配から信頼へ

精神症状をその人の本質として捉える

安里看護師

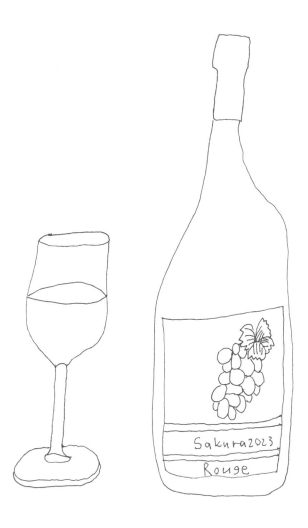

1. 固有の語りから専門性を炙り出す

　地域生活支援への転換を図るために必要な精神医療の専門性とは何か。行き詰まっていた私の頭と心に風穴を開けてくれたのが、重度の精神障害者の地域生活を 24 時間 365 日多職種チームで支える ACT というプログラムで働くスタッフらとの出会いだった。ここでいう "重度" とは、日本においては精神科病院への入院が余儀なくされる状態の対象者を指すが、スタッフらは、単に入院を回避し、地域生活の維持を目指して支援しているわけではない。ユニークかつ複雑なやり方で繰り広げられる、東奔西走さながらの支援は、利用者の主体性の回復を目指すという、まさに精神医療の専門性を内包しているかのように見えた。

　さっそく、彼らの実践を紐解いていこう。本書に登場するのは、ACT で働く看護師、精神科医、精神保健福祉士の 5 名である。彼らの所属する ACT チーム（通称：ACT-K）は、京都府内で 2004 年に往診専門の診療所として産声をあげた。その後、ACT の研究部門として特定非営利活動法人、訪問看護ステーションを立ち上げ、3 つの組織が同じビル内

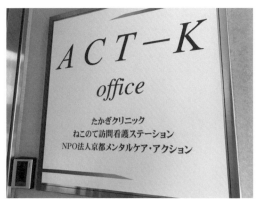

写真 1　インタビューを行った
　　　　ACT-K のオフィス

のフロアに属する形で活動がスタートした。これらの組織が支援の責任を担う地区（キャッチメントエリア）は、事務所から30分以内と定めている。

　本書では、彼らの実践の成り立ちを可視化する道具として、フッサール（Husserl）が創始した現象学の概念を研究方法に活用した現象学的手法を用いている（松葉、西村、2014）。この方法は、質的研究として位置づけられているものの、語り手の言葉づかいのなかに事象への意味づけ（志向性）が宿ると考え、固有の語り（インタビュー）と、その分析過程に重要な価値を置いているという点で、概念化を目指す他の方法論とは一線を画すものである。

　これから登場する5名の実践に関する記述は、個別インタビューで得た固有の語りを現象学的手法で分析し、1人1人の実践がどのような専門性として成り立っているのか解説するというスタイルをとっている。

　そのため、本文には、語りの一部をそのまま文字に起こして記載している箇所がある。そして、解説で引用している部分には<u>下線を引き</u>、実践の骨子となる特に注目すべき言葉づかいとモチーフについては、**色文字を使い強調している**。なお、解説において、本文に引用していないその人の語りを初めて挿入する際は、あくまで本人の語りであることを示すため、「　」の後に（逐語録、ページ数）と記載している。

2. 患者の見え方の違い──精神科病院と自宅

　まずは、精神科病院と地域という「場」における支援の論理の違いを確認するため、比較的長い期間、精神科病院で働き、その後、ACT-Kへと異動してきた、安里看護師の実践を見ていこう。

　安里看護師（以下、安里氏とする）は、精神科病院に15年以上勤めたあと、在宅という領域への関心とACTに関する講演を聴くことで、ACT

に興味が湧き、「頼み込んで」(逐語録、p.3) ACT-K へ異動し、現在 4 年目となる女性看護師である。慌ただしい訪問の合間をぬってのインタビューにもかかわらず、「近ちゃん、元気ぃ？」と、真夏の向日葵のような眼差しで出迎えてくれる彼女の姿に、私が癒される始末であった。

　安里氏はもともと精神科病院で働くなかで、社会復帰に向けた作業療法をはじめとする院内のさまざまなプログラムや看護が、利用者の実情に合っていないのではないかと違和感を感じ、携帯電話に慣れてもらう企画や自分で測定できる血圧計の導入を提案するなど、退院後の社会生活に即した内容に変更するよう努めていたという。

　また、新人看護師時代に先輩看護師より「その人、見ないと。その人、見てから、病気見たらいいんや」(逐語録、p.9) と、患者と直接接する前に患者の病歴が書かれたカルテを見ることを制止されるという経験に影響を受け、急性期状態の患者に対しても、「しんどいとこだけ見ても仕方がない」(逐語録、p.8) と、患者の健康的な側面や良いところといった肯定的な部分に目を向ける「ストレングス視点」(逐語録、p.4) をもって実践してきたという。加えて、病に対して「その人が言ってることというのは、その人が言ってるわけではなく、その病気のしんどさで言わされてることだったりとかする」(逐語録、p.11) とあるとおり、患者の言動は、病の影響に由来するものであると捉えていた。

　そんなとき、病棟から退院した患者の自宅へ訪問する機会に遭遇し、病棟という空間で見えていた患者の姿と、自宅で見た患者の姿の落差に衝撃を受ける経験をする。

　安里氏：例えば患者さんと話をするときに、病棟ってやっぱり「昨日は眠れましたか？」とかさ、で、「お薬どうですか？」とかいう話になってしまう。コミュニケーションのスキルも低かったっていうのもあるけ

ど。でもなんかね、1回うちの病院に入院してた人が退院したあとに、1か月に1回か、あの、訪問させてもらってたら、**その人が見えてきて**ね、で、その人、病院のなかではもうすっごいボロボロの格好になる人だったんだけど、家に帰るとお嬢さまだった。

私：へぇー。

安里氏：うん、すっごい素敵な。行ったら、玄関にお花が生けてあって、その人が生けてるんだけど、もうこうお茶を立ててくれるような人であって。でまあ、またその人が、調子が悪くなってまた入院したんですよ。すっごい幻覚妄想状態になって。そのときに保護室で、「いや、また何々さんのお茶飲みたいです。お花生けるような姿を見たいです」って言ったら、すごい幻覚妄想状態なのに、そのときはすごく顔が変わった。多分その人の生活を知ることで、また入院してきたときの声かけも変わるんだなって思ったら、やっぱり病院のなかだけでは全然解決しない。その、24時間のなかの、ねえ、人生のなかの一点でしかないけど、病院のなかにいたらすごいそれが全部のような、こう、視点の違いを感じたっていうか。その違いが大きかった。いかに病院にいながら、病院が中心と思ってたかっていうか、そう、ほら、その人中心でなくてっていう。

　自宅へ訪問する以前、病棟で生活する利用者の姿しか見ていなかったときの安里氏の声かけは、コミュニケーション・スキルの問題も示唆しつつ、昨夜の睡眠状況や内服状況といった状態確認に限定されていたという。

　そして安里氏にとって患者は「もうすっごいボロボロの格好になる人」と捉えられており、「病院のなかにいたらすごいそれが全部のような」と、別の視点が入る余地のない見え方がもたらされていた。

また、「病院が中心と思ってた」とあるように、医の論理が具現化した病院という場の背景が、病者としての患者という見え方に影響を及ぼしていたのだろう。そして、こうした固定化した眼差しが、患者への声かけを状態確認の域を脱することのない、形骸化したものにしていた。

　しかし自宅にうかがい、玄関の花を生けている姿や、お茶を立てる姿を見るなど、「その人の生活を知〔り〕」「その人が見えて〔くる〕」ことで、安里氏の声かけは大きく変化する。「**その人が見えてきて**」という表現は、病の影響で覆い隠されていたその人本来の姿を見ることが可能になったという様相を示しており、この見え方の変化が「ボロボロ」と「素敵」という対比的な表現に表れている。

　こうした見え方の変化は、病院内で最も行動制限の厳しい保護室での処遇が必要とされるほどの幻覚妄想状態にあっても、「何々さんのお茶飲みたいです。お花生けるような姿を見たいです」と、本来のその人の姿を希求するような声かけを生み出している。さらに、「すごい幻覚妄想状態なのに、そのときはすごく顔が変わった」と語っているように、このときの声かけが、幻覚妄想状態にある利用者へ何らかの変化をもたらしたと安里氏は意味づけている。

　もともと精神疾患という病に着目するのではなく、肯定的な側面に目を向けるよう実践してきた安里氏であったが、自宅に赴き病の影響を感じさせない「**その人が見えて**〔**くる**〕」という見え方の変化を経験することにより、患者への声かけが変化したのだ。安里氏はこれまでも、「ストレングス視点」をもって実践してきたというが、精神科病院と自宅という、生活空間の背景の差から生まれる患者の見え方には大きな落差があった。つまり、生態学的視点から考えると、患者をどのように見ているのかといった見え方の質は、患者の置かれた「場」から規定される可能性があることを示唆している。

このエピソードは安里氏が地域で働くことを決めた1つの契機となっているが、病ではなく**その人自身を見る**という視点の取り方は、現在の安里氏の ACT-K における実践へ接続していく。

ここで、分析過程を明確にするため、先に答えを提示するが、**安里氏が考え、実践している地域生活支援とは、利用者が自分で考え行動するといった利用者の主体化を図ることである。**

分析作業1）においては、この主体化を図るというゴールに向かって、次節で登場する「待つ」という行為や「信じる」という思考、そして、前述した「その人が見えて〔くる〕」といった見え方の変化といった、それぞれのモチーフがどのように関連しているのかを、安里氏の固有の語り（言葉づかい）から見出していく。本文中、このモチーフ同士の繋がりに係る部分や、実践の概要を示している箇所は**太字で強調する**ようにした。

それぞれのモチーフが見えたとしても、それらがどのような繋がりをもつのかは一瞥しただけでは決して見えてこない。このとき、手がかりとなるのが、対義語、類義語、話し方の特徴、固有の言葉づかい、主語の使われ方や「だんだん」「どんどん」といった、本人も意識していない水準の言葉づかいである。どの項目が手がかりになるのかは、分析を始めてみないとわからない。

固有の言葉づかいから繋がりを見出していくというこの作業は、データによっては数か月を要する根気のいる作業であるため、全体の繋がりが見えたときの喜びはひとしおである。

3. 生活を支配する支援への疑問

さて、安里氏の語りに戻ろう。

安里氏：最初はね、急性期にならんように、ならんようにって、前にこう、ね、防護柵をいろいろ張ってた自分がいたんだよね。「しんどくなったらかわいそうだから、今のうち薬勧めておこう」とかさ（中略）、でもそれって、でも在宅の支援にはあまりなってない。家にいる時間は、私たちが行くのは週に１回のほんの数時間、でもあと、なんかね、数日はその人が１人で考えて生活するわけだから、そしたらやっぱりねえ、その人が考えるように、飲んで、なにかが起きたときに突然そういうのが本当の支援なのかなって。

　安里氏は精神科病院からACT-Kへ異動した当初、急性期状態に陥ることへの同情心から、そうした未来を回避すべく先回りする形で、利用者へ薬物療法を勧めていたという。もちろん、こうした対応が功を奏す場合もあったが、「でも在宅の支援にはあまりなってない」と語るように、医療者側の意思で利用者の生活をコントロールする[2]ような支援の在り方に疑問を抱くのである。

　このような考えに至った背景には、ACT-Kで働き始めた当初、利用者との距離を縮めたいがために先回りして接しすぎることで、「この人（安里氏）が私を支配してる」（逐語録、p.15）と、利用者から関係を拒絶されたという経験がある。このとき安里氏は、医療的な介入を拒むことが多い利用者への支援というアウトリーチ活動の特性を理解できておらず、「勢いよくパーッと、寝れましたか、血圧計りましょうか」（逐語録、p.15）というように医療を想起させる要素を前面に出して関わったり[3]、利用者の外出先で待機するなど、侵襲的な関わり方をしてしまったという。

　そして、自らの行為が「まちのなかでっていうか、ほら、生活を支配されるような人、するような存在になってたんだなあ」（逐語録、p.16）と、地域という場における自らの管理的な振る舞いを悔いていた。

地域という場で展開される人々の生活とは、精神科病院のように常に医療専門職の眼差しが届く空間ではない。ACT という制度は、24 時間365 日という隙間のない枠組みでの支援を特徴としているが、もちろん、利用者の病状に応じて訪問する頻度は変わってくる[4]。そのため、スタッフの眼差しが届かない「**1 人で考えて生活する**」時間をどのように過ごすのかという、利用者主体の生活時間が重要になってくる。

　このとき利用者が 1 人で考える内容には、医師より処方された内服薬を服用しないという選択をした場合に生じる危機といった、治療にまつわる出来事も想定されている。こうした治療をめぐるやりとりにおいても「**その人が考えるように**」と、利用者の主体化[5]を目指して働きかけていくことが、在宅という場における「**本当の支援**」なのではないかと考えるのだ。

4. 「その人が考える」ことを目指す

　そのため、ACT-K における安里氏の実践は「利用者さんが答えを決めてもらうお手伝いをする」(逐語録, p.28) と語っているとおり「**その人が考える**」ことを目指して展開していく。

　以下は、夜中にタクシーを無賃乗車した利用者に対して、スタッフが支援に行ったときのやりとりをめぐる語りである。

　安里氏は、夜中という交通手段の限られているなかで支援に行くには、利用者を自宅まで送り届けるための費用も含めて、出費が 3 倍に膨れ上がっていることを自覚してもらい、「責任として取って〔支払って〕もらう」ために、電話でその旨を伝えたという。

　安里氏：そしたら「何言ってんだ、クソボケ」みたいな。「誰が金払う

か、おまえ」みたいな感じで。もう完璧に甘えるんじゃねえって。でも、自分に向けてる言葉をこっちに発してるとかいうのが見えてきて。で、普通やったらこう、そこではうちらも、ムカっと来たりとかもしてたけど、全然ムカつかなくて、きっとこの人は、一生懸命その後考える。考えて、きっといつか払ってくれるっていうのがあったので、うん。そしたら案の定、数日後ちゃんと返してくれるっていう。多分そういうふうに、本人が素になって考える瞬間をきっとこの人は持つだろうっていうふうに思えて。（中略）素になって思い出したときに、安里さんにあんなこと言われて腹が立つというよりは、私にあんなん言ってたけど、お金払わなくっちゃなっていうやり取りにきっと変わってきてるのかな。私たちも意識して、きっとこの人、後から考えるだろうから責めるような言い方はせずに、ちょっとさりげなく言おうとかいうのが、こっちも学習してきたんかしらというのもあるけどね。でも、まあ、そうでなくても、言葉じゃなくても、自分の行動を素で振り返ったときに、それでも支えてくれてる人が居るっていうところの安心感が、健康な部分を育てるのかなとは思う。

　安里氏は、夜中にスタッフが支援に行くことの大変さを理解してもらうために「責めるような言い方はせずに、ちょっとさりげなく」タクシー代を請求したという。ここでは「本人が払うべきお金」を「責任として取って〔支払って〕もらう」（逐語録、p.25）という義務を課すことで、利用者の自律を目指す対応となっている。その結果、暴言を吐かれたとしても「自分に向けてる言葉をこっちに発してるとかいうのが見えてきて」とあるように、利用者の怒りの矛先は安里氏ではなく、自分自身に向けられているものであると意味づけることができるようになっている。
　精神医療従事者のなかには、こうした利用者の暴言を精神症状の悪化

と意味づけ、薬物療法をはじめとする別の対処方法を選択する人もいると思われる。しかし、このときの安里氏は、利用者の暴言を心理的葛藤の形態の1つとして捉えることが可能となっている。こうした見え方の変化は、さらに「**素になって考える瞬間をきっとこの人は持つだろうっていうふうに思えて**」や「**きっといつか払ってくれる**」とあるように、内省による行為の変化を信じることを可能にする。

　ここでいう「**素になって**」という表現は、病の影響を受けていない「その人の意思」のような「健康な部分」、「健康な心」(逐語録、p.15)のことを指している。ここは、病院勤務時代に経験した、その人自身を見るという視点の取り方や、新人看護師時代から培われた、病気という変化しにくい領域ではなく、健康な心といった変化の可能性をもつ領域に目を向けることと共通している。

　そして、安里氏は「**その人が考える**」という利用者の主体化を目指し、こうした変化の可能性をもつ領域に目を向け、健康な心を育むための時間をつくろうとするのだ。

> **安里氏**：ある日ね、利用者さんも不思議がってね、多分フッて笑うんだと思う。安里さん、こんなこと言ったけど、私バカだよなとか。そういう瞬間が多分うちらの見えないとこで、いっぱいあるんだと思う。そこから立ち上がっていく部分がきっとあるのかなって。こんな私に付き合ってくれてるよなとか、そういうこう健康なその人の心が私、多分どこかで育っていってるような気がしてならんのよね。

「こんなこと言ったけど、私バカだよな」とあるように、安里氏にとって健康な心というのは、状況を客観的に振り返り内省する力をもつと捉えられている。この力は「きっとあるのかな」「気がしてならん」とい

う不確定さをはらむ語り方が示しているとおり、「うちらの見えないとこ」で生まれるが、「こんな私に付き合ってくれてるよな」とあるように、精神症状を含めた利用者の多様な言動から離れることなく、支援者が応答し続けてくれたと利用者が感じることで醸成される。

　このように、利用者の健康な心を育むことを目指した安里氏の実践は、利用者の言動に対して早急に応答するのではなく「答えをこの人が決められるように、こっちは答えを出さない」（逐語録, p.6）と表現される、「待〔つ〕」や「耐える」（逐語録, p.29）という行為を生み出していく。

　次に、物事の到来を期待しながらときを過ごす「待つ」という行為や、いかなる事象にも「耐える」という行為が、どのようにして成立しているのか確認していく。

5. 利用者の主体化を図る基盤としての安心と信頼

安里氏：そう。でも結局でも、こっちがやってもやらなくても、その人、一生懸命それなりに**考えて自分で答えを出す**っていうのが、多分年間を通して見えてくるようになったんだと思う、もしかしたら。だから**待てるようになった**のかなという。だからそれは多分、本当の意味で、だから私が多分その人のことを3年前はもしかしたら信じてなかったのかもしれない。信頼関係を築くという意味ではやっと今、信頼関係ができたのかなと。こう信じる、……しん、私がその人を信じることで、その人が出す答えの手伝いをするっていうけど、3年前は、まず私たちが何か、私が何もかもやったとすれば、この人のことを信じてなかったから、手取り足取りしてたんだと思う。去年はちょっと信じはじめてというか、ちょっとだけ信じられるようになってきて、迷って答えを出すけど、でもそれって自分の価値観で「ああ、でもこうYさん、こうい

う答えで、やっぱりこっちがいいんちゃうか」みたいな関わりをしてしまっていた。今年はYさんが考えたこと、「ああ、そうか。そうするんやったら私、後ろからこういう手伝いをするわ」っていうふうに変化をしてきたのかな。それはきっとその人の力を、私が、恥ずかしいけどやっと今、信じることができるようになってきたっていう証拠かなと思うんだけど。

「**待てるようになった**」とあるように、待つという行為が可能となるには、年単位での時間を共に過ごす過程で「一生懸命それなりに**考えて自分で答えを出す**」姿や「生きようと思いながら暮らしてる姿」「立ち上がっていく姿」（逐語録、p.7）といった、利用者の成長する姿を見てきたという経験が影響している。

　しかも「こっちがやってもやらなくても」とあるように、こうした成長はスタッフらの支援によりもたらされた結果ではなく、もともと利用者に宿る力だとして捉え直されている。利用者の力を「信じることができるようになってきた」という現在の地平に立つことで、支援者らの価値観で関与していた過去の自分の行為が、利用者への信頼を欠いていたことに気づき、恥じるのである。

　以前に安里氏が、「変な安心感の時間だけは保たれるけど」（逐語録、p.9）と語っていたように、信頼が欠如した支援というのは、医療者側の意思で利用者の生活をコントロールするような支配的なものと化すだろう。こうした支援者中心の支援から、利用者中心の支援への転換によってもたらされる利用者への信頼という感覚は、「来年どう変化するのかなっていうのをこう考えながら、接する」（逐語録、p.5）とあるように、未来の姿を想起したうえで関わることを要請する。

　具体的には、「迷いながらやってきた部分があるから、ここはYさん

頑張ってほしいな」と思いつつ「あえてこう我慢して行かない」（逐語録、p.5）という対応をするなど、「手取り足取り」のようなきめ細かな支援から、あえて出向かないという引き算の支援となるのである。

この点について安里氏は「成長してきた利用者さんに合わせた支援を利用者さんが力を損なわないために」（逐語録、p.5）とも語っていた。別の言い方をすると、**利用者への信頼という感覚の存在が、地域における利用者の主体化を図る支援の基盤となっているのだ。**

しかし、ここで注意すべきは、この引き算の支援というのは、利用者の自律を促すために支援者が意図的かつ強制的に行えるものではないという点である。

この支援の背景には、前述の引用（本書、p.30）の「それでも支えてくれてる人が居るっていうところの安心感が、健康な部分を育てるのかなとは思う」や、先ほど引用した「こんな私に付き合ってくれてるよな」のように、どんな状況においても支えてきたという支援者と利用者の関係性の蓄積がある。例えば安里氏は「こんな危ない人は24時間監視してて下さい」（逐語録、p.4）という警察からの要請や「居て、そばに居て、24時間ずっと居て」（逐語録、p.4）という利用者からの要請があった事例についても語ってくれていた。そのとき、こうした要請に応じて「バッと火が付いたらみんなが寄り添って過ご〔し〕」たり「とにかく一緒に寄り添うことが大事」（逐語録、p.4）だと思い昼夜を問わず支援したという。

このように、健康な心が醸成されるためには、いかなる状況にあっても支援者が応えてくれたという現実と、そこから生まれる安心感がまず醸成されることが不可欠なのだろう。こうした条件があってはじめて「**待つ**」や「**耐える**」といった引き算の支援が可能になるのだ。

言い換えると、**利用者の主体化を目指す実践を可能にするためには、支えられてきたという利用者の安心感と、利用者への信頼の眼差しが欠**

かせないのだ。

6. 地域では見れないという感覚の消失

　こうした、支援者中心の支援から利用者中心の支援への転換は、信頼という感覚を土台に、利用者の地域生活支援の継続を可能にする。以下の語りをみてみよう。以下は、利用者より助けてという趣旨の電話が入り、安里氏が現場にかけつけた場面である。以前は、このように救急車や警察にお世話になる度に「地域では見れないんじゃないか」という否定的な感覚を抱いていたという。

> **安里氏**：まあ、恥ずかしいけど、ね、ね。前、救急車呼ばれたとか警察に呼ばれてたとき、こんなことばっかりしてるんだったら、もうこっちでは見れんかもみたいな感覚やったん。地域では見れないんじゃないかっていう感覚やったけど、もうこの前おかしかったのが、もう笑けてきてね、救急車んなかでね。ワインまみれの利用者さん見たらさ、（中略）なんかね、こう電話がかかってきてね、「安里さん、家んなかがグチャグチャだから助けて」っていう電話がかかってきて。急いで駆けつけたら救急車が来ててね（中略）いや、なんかね、頭が切れてて血が出てます」みたいな感じで。こう、「えー、さっきで電話で話したばっかりなんですよ」って言って。「え、ちょっと見してください」とか言ったら、その人ワインまみれに。
> **私**：ワイン飲んでた。
> **安里氏**：ワイン飲んで、フラフラして頭打って。血は出てたんだけど、頭すりむいて。なんか完全に酔っ払ってただけでね、もう。あー、アホか救急車もとか思ったけど。

私：ただ飲んでただけっていう……（笑）。

安里氏：それ多分ね、病的な体験で1本もね、やっぱり一気飲みするってことは、彼女なりのこうやっぱりこう病状に伴う飲み方でもきっとあるんだろうけれど。まあ、ワイン飲みたかったんよなって思えたり。ほんで単純に、あ、何こいつ酔っ払っているやんっ、とか思ってもう。だから起きたとき、もう笑って「酔っ払い」とか言って「帰るよ」とか言いながら。そんな感じで、その何ていうのかな、まあまあ慣れた、慣れたというか、その人っていうのが見えてきたんだろうなとは思うんだけど。

私：その、その人が見えてきた。

安里氏：うん、だから、今こんなことするはずがないとか、こう、うん。そういう時期ではないとかいうところが、多分普段のお付き合いのなかで素で見えてきてるから多分……で、本当思ったのが、その救急車に乗った瞬間に、普通やったら多分前の私だったら、ああ、もう入院だとか、ああもう駄目だって思ったかもしれんけど、そう思わなかった自分が居たのよね。

「助けて」という利用者の要請に応じて訪問したところ、すでに救急車が到着しており、救急隊員より頭部から出血しているという話を聞いた。しかし、いざ訪室してみると、出血はしているもののワインを飲んで酩酊状態に陥り頭部を擦りむいた利用者がいたという。

安里氏は、「病状に伴う飲み方でもきっとあるんだろうけれど」と言っているように、ワイン1本を一気に飲むという利用者の行為には病的な影響を感じとっている。しかし、「ワイン飲みたかったんだよなって思えた」とあるように、ワインを飲みたいという「素」の部分の意思を汲みとることができるように変化を遂げている。

こうした変化の差が「思えた」という可能性をはらむ表現に表れてお

り、利用者とその場で初めて接する救急隊と、10年という月日のなかで培われた安里氏との関係の差による見え方の違いが「アホか救急車も」という語りをもたらしている。

　いずれにせよ、ここで重要なのは、以前の安里氏であれば「もうこっちでは見れんかも」「もう入院だとか、ああもう駄目だって思ったかも」しれないが、欲求に任せてワインを飲むという「素」の部分の意思が見えることで、精神症状の増悪ではなく、泥酔した人と笑いながら意味づけることができていた点であろう。**つまり、「その人っていうのが見えてきた」という見え方の変化は、精神科病院への入院という対応を回避し、利用者を地域という場で支援することを可能にするのだ。**

7. 精神症状を人間らしさの本質として捉える

　さて、ここまでの議論を踏まえて、あらためて、安里氏の実践の成り立ちを確認しよう。

　安里氏の実践は、利用者の主体化を図るために必要な「素」になって考えるという健康的な心を醸成するため、「待つ」という在り方で関与していた。この「待つ」という行為が成立するためには、支えられてきたという利用者の安心感と彼らの成長した姿が見えることによる信頼、それと、病気の影響ではなく、その人の「素」の姿が見えることで生まれた「信じる」という思考が基盤となっていた。そして、「待つ」という支援者中心の支援から利用者中心の支援へ転換することで、利用者の地域生活の継続を可能にしていた。

　本章の冒頭、安里氏の実践の成り立ちを明らかにすることで最初に見えてきたのは、精神科病院と地域という空間における患者の見え方の違いと、利用者を地域で支える支援の構えについてであった。

精神科病院に勤務していたときの安里氏は、もともとストレングス思考で入院患者に関与していたと言うが、患者への眼差しや声かけは、日々の体調確認に限定されていたり、言動の意味を汲むよりも、看護師としての使命感をもって関与するなど、医療専門職の価値観で関与していた。こうした関わりは、精神科病院という空間においては通常の看護業務の範囲内であるため、特に問題視することもないまま形骸化していたと考えられる。

　しかし、安里氏は、ACT-Kで働くようになってからも、利用者の精神症状が悪化しないように先回りして薬物療法を勧めたり、利用者の意見に対し自分の価値観を提示するなど、安里氏の価値観で利用者の生活をコントロールしようとしていた。

　こうした介入は、精神症状の悪化を予防するという点では専門職に課せられた重要な役割ともとれるが、利用者中心ではなく、医療専門職側の不安を解消したいという防衛機制が働くと、その介入は支配的な意味を帯びてくる。おそらく、精神症状を管理するのは、社会と契約関係にある医療専門職であるという意識があるのだろう。であるがゆえに医療専門職の目の行き届かない時間のほうが多いという現実が、病院勤務時代と同じ管理的な眼差しを地域において持ち込む可能性を増大させるのだろう。そのため、精神科病院では違和感のなかった安里氏の実践も、地域という場においては支配という形で表面化するのだ。

　その後、安里氏は「でも在宅の支援にはあまりなっていない」と語ったように、利用者から関係を拒まれたり、利用者と苦楽を共にし、彼らの素の姿が見えてくるという視点の変化を経て、地域という場における支援の在り方を変化させていく。精神症状の増悪をはじめ一生懸命頑張ってきた利用者の姿を見ることで、病の影響を受けない健康的な側面が見えてくるのだ。これにより、利用者への信頼という感覚が生まれ、

待つという利用者の主体化を促進する行為を生み出していた。また、見え方が変化することで、精神症状の悪化と解釈する可能性の高い言動を人間らしさの本質的な欲求であると意味づけ、ゆとりをもって眼差すことができるようになっていた。

　このように事象を精神症状と単純化して捉えるのと、人間らしさの本質であると捉える視点の違いは、地域生活支援の可否を左右する分岐点となるだろう。そして、人間らしさの本質でもある利用者の素の姿が見えてくるといった見え方の変化は、苦楽を共にするという直接的かつ相互的な経験を通してもたらされたということが重要ではないだろうか。

　観念的な理解というのは、一方向的な眼差しをもたらし、見え方の変化といった自己変容まで到達しない可能性がある。利用者の地域生活支援の基盤となる見え方の変化というのは、苦楽を共にするという直接性の水準における経験のなかから立ち上がることが重要なのだ。

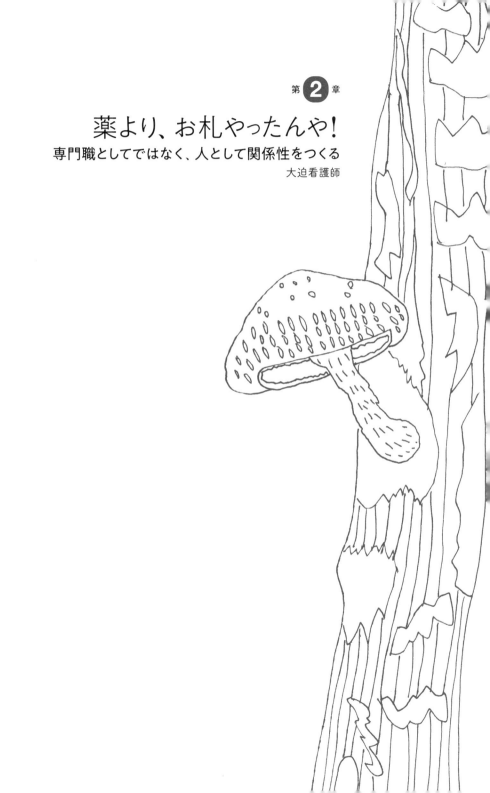

第 2 章

薬より、お札やったんや!

専門職としてではなく、人として関係性をつくる

大迫看護師

1. さまざまな実験を行う実践

　大迫看護師（以下、大迫氏とする）は、精神科病院に8年勤めたあと、ACT-Kに移動し、現在16年目になる男性看護師である。インタビューを実施したのは、ちょうどACT-Kで働くようになって9年目に差しかかるときだった。大迫氏は、精神科病院勤務時代、看護実践自体は面白かったが、病院の質を評価する病院機能評価[1]が取り入れられ、患者とじっくり関わる時間が少なくなってきたことで不全感を抱くようになり、病院を退職しACT-Kへ異動してきたという経緯がある。

　大迫氏は、ACT-Kの立ち上げ初期から関わっている実務経験の長いベテランのメンバーであった。聴診器のような診察器具をほとんど持たず、ジーンズにポロシャツといった出立ちで足しげく訪問に通うその姿から、看護職という気配を消し、人々の暮らしのなかに溶け込んでいこうとする彼の信念が伝わってきた。その信念を如実に表すセリフが、本書48頁の引用にある「僕は看護師っていうことを忘れて行ってますからね」である。

　大迫氏には、2回のインタビューを通してさまざまな話をうかがった。彼の実践は、「どういう支援ができるんかっていうのをいろいろ**実験した**」（逐語録、p.55）、「缶コーヒー差し入れしてみたりねっていう**実験は**いろいろ自分でもしている」（逐語録、p.22）と語っているとおり、まさに「**実験**」という表現がぴたりとはまるユニークなものが多く、終始、笑いの絶えないインタビューとなった。そのユニークさにつられて、彼の実践が重度の精神障害者を対象にしているという現実を忘れそうになるほどだった。

　笑い[2]といっても決して茶化しているわけではない。むしろ、幻聴や妄想世界について愛着を込めて饒舌に語るその姿から伝わってくるの

は、利用者と親身に向き合おうとする彼の誠実さである。

　なかでも、印象的だったのは「関係」や「**安心**」といった言葉が頻繁に登場することである（全インタビュー中、「関係」という言葉は 49 回、「**安心**」は 33 回登場する）。「**実験**」と称する実践のユニークさに魅せられて、実践の骨子を摑むのに苦労したが、この「関係」や「**安心**」というキーワードをよく見ていくと、複雑そうに見えた大迫氏の実践は、基本的にはいたってシンプルなモチーフで構成されていることがわかってきた。

　検証に入る前に、大迫氏が訪問している、重度の精神疾患を抱えた対象者の状態をイメージできるよう、インタビュー冒頭の語りを記しておく。

　ACT 利用の対象となる重度という状態は、独力では日常生活、安全管理、危機回避など社会生活が営めない状態が 6 か月以上続いていること、精神科医療との関係が 1 年に 2 回以上の入院または年 100 日以上の入院となっていること、GAF（機能の全体的評定尺度）[3] が過去 1 年間継続して 50 点以下であることといった指標があるが、大迫氏の語りでは「大変レベル、A クラス」「なんで入院してへんのレベル」（逐語録、p.11）、「ウルトラ問題児」（逐語録、p.6）などと表現される。

　以下は、ACT-K 開設初期の頃から関与している利用者についての語りである。インタビューの冒頭にあたるこの箇所は、大迫氏の実践全体が凝縮された形で語られた部分でもある。

　　大迫氏：その人は、もうお母さんぶん殴って、お金要求とたばこ要求ずっとして一晩中大声出しとった人で、もうお母さんも一緒に住めへん言うから、今、一人暮らしさせて、はや今、3 年目か。で、吐かん吐かない、あの、尿失禁も垂れないっていうぐらいまで、今、回復したぐらいですかね。時々、畑一緒に行ったり、魚釣り一緒に行ったりできる程

度の方ですね。

私：ああ、なるほど。

大迫氏：激しいよ。

私：ああ、まあ、ほんとにそれだと入院レベル。

大迫氏：入院レベルです。間違いないと思います。ようやってんなと思いますわ、行ってて（笑）。ようあんたここで、<u>1人</u>で頑張ってんなって思う。

私：思う（笑）。1人で暮らして。

大迫氏：うん。<u>1人</u>でずっと空笑とか独語とかしながら、「寂しゅうないの」言うたら、「まあ、<u>大迫さん来たらうれしい</u>」って言うてくれるんで、ねえ、<u>一緒</u>にジュース飲もう言うて、ジュースとたばこ吸うて過ごしてきましたけど（笑）。ようやってるわ、ほんとに。

　大迫氏が利用者と会うとき、重度であるがゆえに精神運動興奮状態にあることが多い。そのため、言語的なコミュニケーションはもちろん、食事や排泄といった日常生活を営めない状況にある場合がほとんどだという。**大迫氏の実践は、こうした、幻覚や妄想といった病の世界に「1人」でいる利用者の孤独や寂しさに関心を寄せ、「安心」と「普通」という感覚を重視しながら3年という「時間」をかけ、「一緒」に苦楽を共にするプロセスである。このプロセスには、「大迫さん来たらうれしい」とあるように、特定の他者に対する利用者の信頼を基盤とした関係性が含まれる。また、家族関係の状況に応じて1人暮らしを勧めるなど、自立を目指した支援も含まれる。**

　前章の安里看護師のときと同じく、ここでも、このプロセスがどのように成り立っているのか、彼の語りから読み解いていくことが目標となる。

2.「この世界」への応答

　大迫氏が担当する利用者は、幻聴や妄想といった陽性症状が活発な統合失調症患者のことが多い。加えて、これまでの経験から医療への不信感があったり、未治療で治療の必要性を認識していない方もいることから、接触すること自体、困難であることが多い。大迫氏は、こうした利用者に対して、どのような構えを見せているのだろうか。以下の語りは、統合失調症で水中毒[4]状態にあった利用者の家を訪問したときに、「なんかいつもと違う」(逐語録、p.7)と感じつつ、釈然としない話しぶりで訪問が終了した場面である。大迫氏は、幻聴や妄想がある利用者の世界を「この世界」や「自分の世界」(逐語録、p.17)と称し、世界の意味内容はよく理解できないが「なんかある」「何かメッセージがあるんや」(逐語録、p.17)と、前のめりな眼差しを含む能動的な姿勢で応答しようとする。

> **大迫氏**：僕も何かわからん。寂しいとか、なんかあるんやろうね。そういうのを上手にアウトプットできないから。こっちもわかってあげられないでね。インプットは正常やけど。アウトプットぐちゃぐちゃじゃないですか。
>
> **私**：うん。こうなんかうまく出せない。
>
> **大迫氏**：出せない。で、それを拾ってあげられへんかったなっていう、なんか、もんもんとしたもんがあって、訪問を、まあ、次の訪問があるからで終了したんですよ。でも、気になったんで、夜もう1回見に行ったら、やっぱ、家におらんくって。

「アウトプットぐちゃぐちゃ」と語るように、幻聴や妄想といった現実との境界が極めて曖昧な世界に棲む利用者は、自らの感情や思考を適切

に表出することが難しい。「何かわからん」とあるように、現実の世界で生活している大迫氏にとっても、利用者の世界を明確に理解することは難しい。しかし、「寂しいとか、なんかあるんやろうね」と語るように、幻聴や妄想の世界と向き合うしかないその背景には、孤独や寂しさ、自信のなさといったネガティブな感情が存在している可能性があり、「夜、もう1回見に行〔く〕」など、それを能動的につかまえようとするのだ。

　大迫氏は、インタビューにおいて、利用者からの連絡が途絶え、直接会うことができないまま自宅で亡くなっていたケースについても語っていた。このように、利用者と接触できなくなるということは、死に直結する可能性をはらむのだろう。だからこそ、大迫氏は、利用者の「この世界」に対して「なんかある」と能動的な姿勢で応答しようとするのだ。「この世界」が、幻覚や妄想といった病の意味に彩られていたとしても、あくまで「自分（利用者）の世界」（逐語録、p.17）として受け止めようとする。

　以下、「開かずの扉の人」（逐語録、p.24）と称する利用者に関して語った部分を引用する。

　　大迫氏：1センチも開かなくて、なかから僕らの様子を見てる人とかがおったときに、もう何年か、2年、3年かかったけど、徐々に話ができるようになるんですよ、この世界でも。で、本人、彼女冗談がとっても好きな人で、薬を駄洒落にしてね、メンドンロンドンワシントンとか、こう、訳わからん連合弛緩の妄想を僕らにして、僕はもうすっごい、その5センチのとこから見えるとこで大笑いしてて、なんか関係がドッと取れていったような人ですけど、それがある日、1センチになり、ある日いきなりガッて開いて「採血して」っていうのがありましたね。

「入って」っていう。

私：へえ。

大迫氏：それ、3年ぐらいかかったんちゃうかな。やっぱりF看護師さんと2人で一緒に行ってこの世界からガバッて開けて「採血」って言うまで3年ぐらいかかってると思います。

　利用者の自宅へ訪問した当初、利用者は、玄関の扉を1センチも開けず、扉より5センチ離れた場所から大迫氏側を見ていたという。ただ、「メンドンロンドンワシントン」という連合弛緩を彷彿とさせる利用者の語りを「駄洒落」と称し、「大笑い」という形で応答し続けていたところ、ある日、突然、玄関の扉が開き部屋に招き入れてもらうことができたという。

　先ほどと同じように、ここでも利用者の「妄想」は「訳わからん」のであるが、冗談が**「好き」**という興味、関心に焦点をあてて、そこを手がかりに「大笑い」という形で応答し続けている。「メンドンロンドンワシントン」はメンドンという表現に端を発した音連合、つまり思考過程の異常であり妄想と見なされるが、それを非現実的なものとして否定したり、薬物を用いて症状を緩和させるといった医学モデル的な眼差しは見られない。大迫氏は、あくまで妄想も含めた「この世界」全体を視野に入れて応答しようとしている。

　また、ここで大迫氏が、利用者の**「好き」**なことに焦点をあてていることに大いに注目しておこう。興味や関心に焦点をあてることは、利用者への関心を示し、お互いの距離を縮めることにもつながるだろう。ひいては、幻聴や妄想といった孤独な世界に彩られた利用者の世界に風穴をあける可能性もある。また、この部分は、後半で登場する利用者の「ニーズ」の表出とも対応する部分なので覚えておいていただきたい。

3. 人としてあたりまえの感覚

心配だから会いたい

　大迫氏には、幻聴や妄想の世界に棲む利用者のネガティブな感情を、積極的に汲み取っていこうとする姿勢があることは先ほど確認した。このとき、大迫氏の実践で重要な軸となるのが「人としてあたりまえ」という感覚である。大迫氏の語りをみていくと、ここでいう「人としてあたりまえ」の感覚とは、「心配」「安心」という感情や、意志、希望、欲望、プライドといった社会的存在としての人間であれば獲得しているはずの普通の感覚のことを指すようだ。この部分の語りを4箇所続けて引用しよう。

> 大迫氏：ばかみたいにアセスメントしながら行くより、感覚で**人としてあたりまえ**に接して行っとったら変わるんですって。
> 大迫氏：うん。**会いたい**からやるみたいな。ハハハ。あなたが**心配**やから、うん、行ってるみたいな。
> 大迫氏：僕は<u>看護師っていうことを忘れて</u>行ってますからね。**心配してる人間として**訪問してますね。
> 大迫氏：とりあえず、**安心**できるような声かけ、かかわりを意識してて、なんかね、**安心**したら本人動くんですよね、やっぱりね。

　上記の語りから、大迫氏の実践が、幻聴や妄想の世界に「1人」でいる利用者に対して「心配」だから「会いたい」という極めてシンプルな感情に動機づけられていることがわかる。
　また、「看護師っていうことを忘れて行ってます」とあるように、「人

間として」の感覚が前面に出るとき、「看護師」としての意識は背景に沈む。背景に沈むのは、これまでの経験から医療への不信感がある利用者が多いことも一因だろう。医療的な雰囲気を消し [5]「心配している人間」として訪問することで関係性をつくろうとしている。ここには、自分（大迫氏）という固有の他者を通じて、「人間」への信頼を再び取り戻してもらうという意図も含まれているだろう。よって、**この「人としてあたりまえ」という普通の感覚が、大迫氏の実践の布置を形作る重要なポイントとなる。そして、大迫氏は、「心配」と対比関係にある「安心」という感覚を重視しながら、利用者との関係性を構築できるよう「実験」や「工夫」と称する実践を展開していく。**

　それでは、このことが汲み取れる部分の語りを見てみよう。ここでの利用者は、40代で未治療の統合失調症患者である。年中雨がっぱを着用し「自然が**大好き**な人」（逐語録、p.11）である。実家の敷地内に1人で暮らしていたが、訪問時間になるとわざと姿を隠したり、鍵をかけたり、衣装ケースを投げてくるような関係にあったという。

> 大迫氏：あの、シイタ、植物が**大好き**って言うけどね、庭に生えてるドクダミ一緒に引こうとか言っても別に出てくるわけでもなく、僕が行ったら。なら、もう置いといて勝手に生えてくるやつなんかなとかいろいろ考えてて、ホームセンターに僕が個人的に行ったときに、シイタケ、これやって思ったことはありますね（笑）。これ、置いといたら見えるよな、すぐ生えてくるしとか思って、本人の部屋の見えるとこに3本置いたんですよ。
>
> 私：あ、はじめは置いただけなんでしたっけ。
>
> 大迫氏：うん。
>
> 私：こっそり。

大迫氏：こっそり。お母さんに許可取って。

私：あ、お母さんには言って。

大迫氏：お母さん、**置いてみるわ**言うて置いたんですけどね。そしたら<u>水</u><u>やってくれてはったんです</u>、<u>いつの間にか</u>。やっぱ**好き**なんやね。ストレングスやね。

私：なるほど。それで、こう、シイタケが生えてきて。

大迫氏：<u>生えてきて</u>、生えたぜみたいな感じで、<u>本人の部屋にうまく上が</u><u>れた</u>ときに、ちょうどストーブがたいてあったんですよ、灯油のストーブがね。で、あの上に、銀紙お母さんにもらってきて、置いて、銀紙の上でシイタケそのまま焼いて、**一緒に**、はいって食べたら「おいしいね」って言うてくれはった（笑）。それから関係ようなりましたね、ほんとに。

　ここでの実践は、「置いて**みるわ**」とあるようにまさに「**実験**」的である。大迫氏ははじめ、利用者が「植物が**大好き**」だということで「庭に生えているドクダミ**一緒に**引こう」と声をかけている。先ほど確認したように、利用者が興味を抱いているものへ関心を向け、それを「**実験**」の際の道具として活用していることがわかる。

　しかし、それでは「出て〔こない〕」ので、いろいろ考えた末に、無理に近づかず、いったん距離を置いて、利用者本人の視界に入る空間に、関心のある「植物」（しかも、すぐ生える）を配置してみるのである[6]。結果として、「いつの間にか」「水をやってくれ〔るようになり〕」、シイタケが生えてくるのであるが、そのシイタケを活用して「本人の部屋にうまく上がれた」ときに「**一緒に**、はいって食べ〔る〕」のである。利用者が育ててくれたシイタケを活用しながら、徐々に利用者との距離を近づけているのである。

同じように、訪問しても会えない利用者に対して、たこ焼きが**好き**だという家族からの情報を入手して、玄関先でたこ焼を焼き、香ばしい匂いで誘い出したという実践についても語っていた。つまり、看護師という気配を消しながら空間的距離を確保することで、利用者が「**安心**」して自ら動きだせるよう**工夫**し接近を試みているのだ。利用者の「安心」という感覚を最優先とした結果、登場したのがシイタケとたこ焼きなのである。

薬よりもお札やったんや

大迫氏の実践の基盤となる「**人としてあたりまえ**」といった普通の感覚は、インタビュー全体を通して随所に登場するが、**こうした感覚に要請された「実験」という実践は、シイタケやたこ焼きといった手段にとどまらない。居酒屋に一緒に行ったり、病院内の保護室の入り口にお札を貼付するなど、医療制度の規範や枠組みすらも変容させていく。また、利用者の「安心」が第一優先となるので、従来の対象者の自立を目指した段階的な支援や目的や目標に沿った問題解決型思考のプロセスが消失し、代わりに「時間〔を〕かけて」**(逐語録、p.29)「**待つ**」(逐語録、p.36)**という行為が登場する。**

まずは、精神症状が悪化して病院の保護室へ入院となった利用者の面会に行ったときの場面を見てみよう。

> **大迫氏**：あれはね、保護室に入ってて、保護室に<u>幽霊</u>が入ってくるっていうね、利用者さんがおったんで、入院してね。そのときに、なんかね、デイルームから本だけ入れ、取り込めるんですよ。そこにね、安倍晴明っていう漫画本だけを<u>大事</u>に。

私：あ、そっか、漫画を。

大迫氏：漫画を枕の下とかに1巻、2巻とかあるわけですよ。先生が、安倍晴明**好き**なんちゃうかみたいな感じで言うたし、で、晴明神社で（お札を）買って保護室のドアにパーンって面会行ったときに貼ったら「消えました」って言わはりました（笑）。もう**薬よりも安心感**やっただろっていう感じ。

私：なるほど（笑）。いや、もうそれ、大爆笑しました、私、なんかその話聞いて。

大迫氏：**面白いっしょ**？

私：面白い。

大迫氏：ミラクルがいっぱいあるからね。

私：（笑）お札でよかったんだみたいな。

大迫氏：うん。**薬よりもお札**やったんや。

私：安上がり。

大迫氏：うん、500円で済みましたよ。実費で言うたら1錠分ですよ（笑）。あー、おもしろ。

　大迫氏は、「幽霊」という得体の知れない存在が部屋に侵入してくるという利用者を「**安心**」させるために、「**お札**」という道具を活用する。そもそも保護室とは、精神医療のなかで最も拘束力が高く、法に則って管理、運営がなされている極めて強固な医学モデルに支配された空間である。しかし、大迫氏の「**実験**」で登場するのは、「薬」ではなく「お札」なのである。もともと、利用者の枕元には、安倍晴明の漫画本がいつも置いてあったため、安倍晴明が「**大事**〔なのでは〕」「**好きなんちゃうか**」ということで話題にのぼっていたという。
　利用者の興味や関心へ視点を向けているのは、「シイタケ」や「たこ

焼き」のときと同じである。そこで試しに晴明神社のお札を活用したところ「幽霊」（という妄想）が消えたという。大迫氏は、この件について「薬よりもお札やったんや」「薬よりも**安心感**やった」と、薬物療法と**安心**という感覚を対比させて語っている。利用者の精神症状に対して「薬よりも」「**安心**」に焦点をあてるという「**実験**」をした結果、効果が得られたという経験をしている。

　こうした、精神症状に対して薬物療法以外の方法を施すという規範からの逸脱が、驚きと喜びを含む「ミラクル」という表現に現れており、この経験の積み重ねが「**実験**」という大迫氏の実践を生み出す原動力になっている。

　それでは「安心」を第一優先とした場合、大迫氏の実践がどのような展開を見せるのか、続けて見ていこう。

　大迫氏：そうですね、うん。今日もさっき行ってきたんですけど、洗濯もできん、もう今まで全部お母さんが本人の身の回りのことすべてやっとってくれた人がおるんですけど、警察沙汰で入院して帰ってきたときに、お母さんが肺がんで亡くなっとったっていう人で、はじめての一人暮らしが始まるんですよ、ここで。本人、ゼロからの出発ですよ。

　私：はいはいはい、ですね。

　大迫氏：だから、毎日１日２回ぐらい訪問して、ご飯一緒に買いに行ったり、お惣菜買いに行ったりいろいろして、洗濯も僕らがやって、本人の干し方とかたたみ方とか。で、もう本人に無理やりやれとか、僕、言わんかったですわ。そしたらね、ある日突然ね、洗濯物、もう僕の訪問前に全部取り込んどって、「大迫さん、こうやってたたんでましたよね」って言うので、たたんでたのを見せてくれたときとかは、もう涙が出そうなほどうれしかったことがありますね。

通常、看護実践という営みは、対象者の情報を身体的、精神的、社会的な側面から捉え、情報を科学的根拠に基づいて分析、問題を抽出し、計画を実施、評価するという PDCA サイクルと同じ構造で進めていく。そのため、看護の世界では、長期目標や短期目標といった目標達成の時期を定めたり、対象者の自立を損ねないよう、ADL（日常生活動作）の状態に合わせて介入するのが慣わしである。

　しかし、ここでの大迫氏は、利用者の自立度に合わせて洗濯を促すわけでも一緒に行うわけでもなく、自らすすんで洗濯を行いその姿を利用者に見せている。利用者にとって、これまで身の回りのことの全てを行ってきてくれた母親という存在が消失し、はじめての 1 人暮らしという「ゼロからの出発」を踏まえて、自我の成長に必要な保護的で発達促進的な環境をつくり出す母親の役割を担うホールディング機能（Winnicott, 1965/1977）を補完する形で実践を展開しているのだ。つまり、自立や ADL の状態よりも、「安心」できるような空間をつくることが最優先となっている。

　また、この実践は、目標が達成できる明確な時期が不明瞭であることも特徴的だ。「ある日突然」「いつ来るかわからん」（逐語録、1 回目）と語っている箇所があるように、利用者の変化はいつ訪れるかわからないのである。だからこそ、大迫氏の実践は「待つ」ことが重要な意味を持つのだ。

4.「孤独」から「一緒」に

　このように「安心」に焦点をあてて[7]「時間」をかけて「待つ」というような「実験」を重ねるなかで、大迫氏と利用者の関係は少しずつ変化していく。ここで言う関係性の変化とは、利用者が自分（大迫氏自身）

を頼ってくれるようになったり、煙草を交換してくれるようになったり、「大迫さんが言うなら」(逐語録、p.27, p.28) と自分の助言を聞き入れてくれるようになるといった信頼を含む内容で、**孤独**から「**一緒**」にという空間の変化が大きなモチーフとなる。

大迫氏：この人、1日3回ぐらい訪問してたな。退院した後は。

私：1日3回。

大迫氏：うん（中略）。で、もう、今減らして1日1回なんですけど。

私：はい。その3回は、やっぱり3回行かないと。

大迫氏：間が持たんです。

私：間、間が持たない？

大迫氏：何していいんかわからんです。1人で。

私：うーん。そうなるとどうなるんですか。間が持たなくなると。

大迫氏：病気に入るしかないですよね。ゲーって言ったり。

私：あー。病気の世界に入っていったり。

大迫氏：うん。大声出したり。

私：大声出したり。

大迫氏：もう壁ボンボコ、ボンボコたたいとったり。あと、隣近所のおじさんたち、おばさんたちに、ワーって言うてみたり。

私：はい。はい（笑）。なんかすごい今想像が。

大迫氏：ね。ワーって言ったりね。いろいろ忙しいことしてはりましたよね。

私：あーん。で、まあ、行くと、ちょっと、少し話をしたり。

大迫氏：話。話したり、けんかしたり。

私：けんかしたり。

大迫氏：一緒に外出して、ドライブしたり、ラーメン食いに行ったり。

ちゅうことをやりましたね。ただね、やっぱやっとけば落ち着くもんですよね。

私：一緒に出かけたりすれば。

大迫氏：安心感が、支えてくれるって、本人が思った段階で落ち着いてきますよね。安心感。

　大迫氏は、利用者の「間」を持たせるために、1日3回訪問し、「話したり、けんかしたり」「一緒に外出して、ドライブしたり、ラーメン食いに行ったり」したという。ここでの「間が持た〔て〕ない」とは、文字どおり時間をもて余すことであるが、この背景に、利用者が「1人で寂しいし、もう落ちつかへんし」(逐語録、p.53)、「何していいかわからん」状態にあるという認識がある。

「寂しい」という感情に焦点をあてて言動の背景を読み解いていくのは、冒頭で登場した「アウトプットぐちゃぐちゃ」だった利用者への実践 (本書p.45) と同じである。そして、ここでは「間が持たな〔くなると〕」「病気に入るしかない」と限定した形で語っている。おそらく「1人」という孤独な状態にあるからこそ、「何していいかわから〔なくなり〕」「大声出したり」「壁ボンボコ叩〔く〕」といった状態に陥るしかないと捉えているのだろう。

　そのため大迫氏は、利用者を「1人」にはせずに「一緒に外出」することで「間」を持たせようとしている。食事を一緒に取るだけではなく「けんか」もすることから、病気の世界と対比して現実的な時間を保持しているように見える (大迫氏は「お互い言いたいことを言う」ことを「けんか」と表現していることから、信頼関係の度合いを含むだろう)。

　また、単に「外出」して持て余した時間を埋めるのではなく、「大声出したり」「壁ボンボコ叩〔く〕」ような状態にあっても、現実世界にお

いて対応してくれる他者が存在していることが重要なのだろう。だからこそ、大迫氏は「やっとけば」「支えてくれる」という**安心感**が出てくると「落ち着いて〔いく〕」と語ったのであろう。

　他にも、利用者との関係性を推し量るものとして、缶コーヒーや煙草といった道具を活用することも多いという。この部分の語りを見ていくと、煙草や缶コーヒーは「**一緒**」に吸ったり「交換してみたり」（逐語録, p.49）することで、互いの関係性を推し量るための「**実験**」的な道具として用いられていることがわかる。

　確かに、煙草のように身体の延長線上にある道具を「交換」できるか否かは、利用者との関係性を確認し、距離の縮め方を推し量る目安となるだろう。また、「**一緒**」に煙草を吸うことで、家の心配事など「普段言わないような話をしてくれたり」（逐語録, p.49）もするということから、次の展開へとつながる可能性をはらむ契機にもなっている。

　このように、関係性の変化はさまざまな内容を含むが、その変化が如実に見えるのは、大迫氏という特定の他者への**信頼**の度合いが、大迫氏に感じられたときである。

> **大迫氏**：うん。僕が一番しめたと思うときは、もう薬勧めて、まあ、「もうあんたが飲むならもらって飲んだろう」っていうような関係性ができたときには、「よし」って思いますね。一歩クリアって思います。

　「あんたが飲むなら」というのは「あんたが言うなら」という意味であると思われるが、ここでは、大迫氏という特定の他者に対する**信頼**を基盤とした関係性が確立しつつあることが見てとれる。「よし」「一歩クリア」という表現からしても、大迫氏にとって利用者からのこうした発言が、関係性構築の程度を示す目印となっていることがわかる。

大迫氏は、基本的には「**安心**」を軸にして医学モデル以外のさまざまな「**実験**」や「**工夫**」を凝らした実践を展開するのだが、急激な精神症状悪化の際など「**時間**」が切迫しているときには、このように「**薬**」という医療を活用することもある（ただし、「薬」を活用できるか否かは互いの関係性に左右されるため、「僕からのお願い」＜逐語録、p.46＞といった形をとる）。

　他にも、利用者が大迫氏へ被害妄想を抱き、怒りをぶつけてきたときも「僕に怒りをぶつける必要ないやろ」（逐語録、p.43）と、互いの関係性を取り上げながら返していた場面があった。多くの時間を幻聴や妄想といった**孤独**な世界で過ごしてきた利用者にとって、現実の世界に生きる大迫氏への**信頼**は、症状と距離を置き、「この世界」が変容する可能性を秘めているだろう。

　孤独から「**一緒**」にというモチーフは、こうした世界の意味内容の変化を含む。また、この「**一緒**」には、単に時間や空間を共有するだけではなく、地域で生活する上でつきまとうさまざまな苦楽といった感情も含まれている。その部分の語りをみてみよう。

> 大迫氏：その、アパートを追ん出されたり、大声とかでね。それ、積み重ねていって**一緒**に苦労してるうちに、やっぱ本人もわかっていくでしょう、そのうち。声出さなくなったり、我慢できるような**工夫**をできたり。多分そうなるんですよ。
>
> 私：うーん、なるほど。
>
> 大迫氏：**一緒**に苦労するんす、**一緒**に悩むんす、その辺をね。こうしたらよくなる魔法のものないですよ。

　利用者が抱える不安や孤独といった感情は、精神症状という形で表出する。これにより住む場所を追われるなど「苦労」を共にすることで、

利用者自身、症状を「我慢できるような**工夫をできたり**」するように変化していくという。「多分そうなるんですよ」とあるように、大迫氏は、「**一緒**」に「**苦労**」しながら信頼関係を育むことで、自己を客観的に捉える健康的な視点が利用者の内に育つことをこれまでの経験から知っているのであろう。「**一緒**」には、こうした感情が詰まった時間が含まれており、だからこそ「**魔法**」のように突如変化を遂げる方法はないと語るのだろう。

　関係性を構築するにあたって、「**安心**」を軸に「**実験**」を展開するときの手段には「**ミラクル**」が登場するが、「**信頼**」構築を目指して「**一緒**」という空間を育むためには地道な時間が必要となる。また、インタビューの別の箇所で「僕と出会ったからには、楽しいことも増やしたい」(逐語録、p.21)、「自信の回復の過程になればええかな」(逐語録、p.40) と述べている部分があった。つまり、「**一緒**」には「**苦労**」だけではなく、「楽しい」といった享楽や「自信」といった自己への信頼の回復も含まれているといえるだろう。

5. ウルトラ問題児から普通の姉さんへ

　ここまで、**孤独**から「**一緒**」にという関係性の変化を追ってきた。「**普通**」や「**人としてあたりまえ**」という感覚を基盤とした大迫氏の「**実験**」という実践を通して、大声をあげるなど「**ウルトラ問題児**」だった利用者が「**ニーズ**」を持ったり、大迫氏と「**一緒**」に行動するなかで「よくなっていく」。この変化について大迫氏は、「今は**普通の姉さん**ですから」(逐語録、p.15) と語る。「**普通**」の感覚を基盤として実践してきた大迫氏と利用者の「**普通**」がここで結実する。

大迫氏：まあ、本人が、まあ、**安心していってね**、次の**ニーズ**とか、本当に本人がやりたい**ニーズ**が出てきたり。目覚めたニーズが出てきたり。

私：**目覚めたニーズ**。うん。うん。うん。うん。

大迫氏：うーん。あの人こんなん服着てはったけど、<u>私も欲しいわ</u>とかね。ちょっとした。とかね。そんなら、ちょっと、お小遣い頑張ってためて、買いに行きましょうか、みたいな。

　ここでは、「私も〔洋服が〕欲しい」といった欲望の出現を「**目覚めたニーズ**」と表現している。そして、「ニーズ」を叶えるためにお金を貯めるという目標を提示することで次の実践につなげている。

　他にも、回復するにつれて自分よりも年下の大迫氏に支援を受けることを拒むようになった利用者に対して「プライド」（逐語録, p.34）が出てきたと肯定的に評価する場面もある。他者の視線を介して自己を客観視できる距離を獲得できた点に回復の兆しが見えるのだろう。

　また、冒頭で出てきた「アウトプットぐちゃぐちゃ」だった利用者は、希望や意志を明確に表現できるように変化を遂げる。つまり、大迫氏にとって「ニーズ」の出現という変化は、利用者の回復を意味するのだ。

6. 精神医学以外の方法による接近

　以上を踏まえて、大迫氏の実践の構造（成り立ち）を確認しよう。

　まず大迫氏は、**幻聴や妄想がある利用者の世界を「この世界」と称し、世界の意味内容はよく理解できないが、利用者には、孤独や寂しさといったネガティブな感情が存在しており、それを能動的に捕まえようとしていた。**

そして、大迫氏は、「心配」と対比関係にある「安心」という「人としてあたりまえ」の感覚を第一優先とし、利用者の興味・関心に焦点をあてながら「実験」や「工夫」を凝らした実践を展開していた。この「人としてあたりまえ」の感覚が大迫氏の実践の基盤となり、医療制度の規範や枠組みを変容させるような実践へと繋がっていた。そして、変容するなかで、あらかじめ目標を設定するという思考は消失し、代わりに「待つ」行為が重要な価値を持つようになった。

　こうした実践を経て「孤独」だった利用者は大迫氏と「一緒」に苦楽を享受することで、現実世界に生きる大迫氏への信頼を得て、希望や意志といった「人としてあたりまえ」の「ニーズ」を表出できるよう回復を遂げていった。

　このように、大迫氏の実践の成り立ちを可視化することで見えてきたのは、治療や支援の必要性を認識していない重度の精神疾患を抱えた利用者とどのように関係性を構築していくのかというその在り方である。

　訪問開始時は、精神症状の影響もあり接触を拒否されることの多い大迫氏であったが、利用者の興味関心に焦点をあてながら、それらを手がかりにコンタクトを取り続けようとしていた。また、幻聴や妄想といった精神症状に固執するのではなく、その背景にある孤独や寂しさ、不安といった普通の感覚に焦点をあてながら、安心感を育むように接近し支えていた。さらには、看護師という属性に付随する医療的な雰囲気を消した上で訪問するなど、状況に応じて専門性を棚上げにしながら関係性を構築しようとしていた。

　重度の精神疾患を抱えた利用者が対象であることを踏まえると、精神症状の悪化により他者を拒絶する状態にある利用者に対して、薬物療法や入院といった医学モデルに依拠した対応をとることで早期に状況改善を試みるというのが医療専門職の一般的な対応かと思われる。とりわ

け、精神症状のような抽象的な事象を取り扱う精神医療の世界において
は、科学としての精神医学や看護の確かさを希求するがゆえに薬物療法
に固執したり、専門職の象徴である白衣や聴診器といった道具を手放さ
ない専門職が存在するという事実 8) を踏まえると、医学モデルに依拠
した介入方法により状況を打破しようと考える専門職が存在しても不思
議ではない。しかし、大迫氏は、社会的に流布している専門職に付随す
る雰囲気をあえて背後に隠しながら接近し、医学モデルの代名詞ともい
える薬物療法と神社のお札が内包する価値を等しく扱うことで支援を組
み立てていた。

　このように、支援方法を選択する際に医学モデルに依拠した介入方法
とそれ以外の方法を同等に扱うことができる背景には、薬物療法以外の
介入による効果があったという大迫氏自身の経験が影響を与えている。
もちろん、幻聴や妄想という事象を利用者からみた世界の見え方の1
つであると捉えれば、彼らの興味や関心といった医学モデル以外の方法
が効果を発揮する可能性は十分あり得るだろう。いずれにせよ、こうし
た経験が、大迫氏に医学モデル以外の利用者の興味や関心に焦点をあて
たユニークな介入方法を想起させるのだろう。

　精神症状の悪化により自閉的な状態にある利用者との関係性を構築す
るためには、このように科学としての精神医学の知以外の方法での接近
を試みるという別の視点が、停滞した関係性を打破する1つの契機に
なるかもしれない。また、逆説的ではあるが、安心という感覚の醸成を
目指して関係性を構築するなかで育まれた、大迫氏という特定の他者へ
の信頼が、いざというときに医学モデルの代名詞である薬物療法を受け
入れる素地をつくり出すなど、地域という場で生活する上でのセーフ
ティネットにもなっていた。

第 3 章

「治す」ではなく「暮らす」を目指して

精神疾患を病ではなく、その人の苦悩の一形態と捉える

高木医師

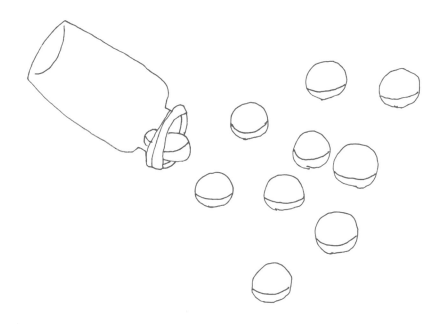

1. 実践は暴力的な意味を帯びていた

　続いて、精神医学的診断にもとづく精神症状の見立てや薬物療法の処方権を有する精神科医が、利用者の地域生活を維持するためにどのような実践を展開しているのか確認していこう。

　精神科医の高木氏（以下、高木氏とする）へのインタビューは、ちょうど、COVID-19感染症が蔓延していた時期でもあり、感染者の動向を見据えタイミングをうかがいながら、何とか実施にこぎつけた。実は、私が阿保教授より教わったACTを立ち上げた精神科医というのが、この高木氏である。公に登場するときは決まって煙草を持ち、博覧強記に裏打ちされた身体から飛び出す巧妙な毒舌と有言実行に裏打ちされた地道な実践は、多くの人を魅了し続けてきた。東日本大震災後に仙台市内で開催されたACT全国交流集会の宴の席では、被災地の支援者らを慰めるために、あえて、バカボンのパパに扮して登場するなど、優しさと魅力を併せ持つ、バランス感覚に長けた稀有な人である。

　高木氏は、もともと精神科医を志していたわけではなかったが、学生運動の影響を受けた先輩たちから活動に誘われるなかで、精神科へ入局したという。そして、長期入院の患者と一緒に散歩するなど、穏やかな診療生活を過ごしていた最中に、病院内での暴力事件が発生し、それを契機に、改革運動に熱心な施設へ転職する。しかし、患者同士の暴力事件が発生しても、内密にしておいて欲しいと家族から入院継続を懇願されるなど、「とんでもない世界だな」（逐語録、p.4）と思うことを多々経験し、精神医療の改革に本気になっていった。

　当時、改革に熱心で患者への思いも熱い先輩の精神科医らは、精神医療を勉強したら患者の抑圧の道具になると主張していたという。しかし高木氏自身は、先輩医師らの医学的な勉強不足による薬物の過剰投与や

精神医学的な診断の曖昧さなどを感じており、「とりあえず、病院に行って医療してるわけだから」(逐語録、p.6) と、医師は、まずは勉強しないと駄目だろうと考え、仲間と共にケースカンファレンスや勉強会を開催していた。

あるとき、ベテラン精神科医L氏を招聘して開催した勉強会は、高木氏にとって「ショック」または「愕然とする」経験であり、現在のACT-Kでの実践を形作る基盤となっている。以下、その場面に関する語りを見ていこう。

> **高木氏**：あの、例えばね、やっぱりその、ええっと、精神科医L氏のとこには、僕じゃないんだけど、僕と一緒にやってた同期生が一緒にね、その、いかに退院させるかと。今の精神病院っていうのは、あの、閉じ込めてる長期収容っていうこと、それを改革しないといけないからいうことから、本気になって一生懸命やってアパート造るじゃないですか。アパートを用意して、退院の準備もしたと。だけど、患者が退院をしたがらないいうことに対して、いかにして退院させるかいうことで。ま、やってるうちに、だんだんだんだん患者をこう、押し出してることになるわけ。でも、僕らはいいことやってると思うから、それをL氏のカンファレンスに出して。この先、どうしたらいいか、ということするわけだ。そうしたら、L氏からもう根底的な考え方をこっぴどく言われた。
>
> **私**：ふーん。えっと、どういう。
>
> **高木氏**：それはもう個人、個人の患者にとってはいじめでしかないっていう。強制でいじめでしかないと。それ、そこで追い込まれている患者のつらさというようなことにね、焦点あてたカンファレンス。ショック受けた。他にも、いろいろあってね、そういう。例えば、僕自身も患者の往診に行って、布団で簀巻きにして往診して連れて来てもらって、注

射して。で、そのなかには、やっぱりよかったっちゅう患者さんもいるわけです。で、それから、家族にも保健所にも、ものすごい感謝されるわけじゃないですか。だから、いいことだと思って。とにかく、保健所や家族から一報があれば、はい、往診させますって言って。そこで、よく患者を簀巻きにして、注射して、保護室へっていう。で、確かにそれでよくなる人もいるんだけど。で、よくなってずっとよかったと思ってた人が、10年、20年後に再発したときに、そのときのことをものすごく怖がるわけよ。そういう経験をして。それから、そういう人たちの一部、一部はやっぱり、もうどうしようもない人間不信で、病棟の隅で拒薬して、看護に反抗してっていう人になってるわけ。そういうのを、僕は病棟、急性期の病棟から、あの、患者を急性期の僕が往診して入院させて。そんで、慢性期病棟に移すから、ほとんど知らないわけ。同じ病院にいても。そういうのを知って、だんだん知って、愕然とする。

　高木氏は、精神病院という施設に長期収容されている患者を解放するために、アパートを用意するなどして退院の準備を進めており、退院に拒否的な患者を「いかにして退院させるか」について、ケースカンファレンスで相談したという。

　他にも、家族や保健所からの一報があれば往診し、「簀巻き」にして、医療者が一方的に患者を捕獲するような形で精神科病院へ入院させていた。いずれの行為も当時の高木氏にとっては——精神病院からの退院は、「閉じ込めている」場から解放してあげるという、患者が恩恵を受けるという意味で、また、精神科病院への入院手続きは、「ものすごい感謝される」という他者からの報酬が与えられることにより——、「いいこと」という価値を帯びていた。

しかし、高木氏の立場からすれば「いいこと」であっても、退院を強制される患者にとっては「いじめ」でしかなかったり、入院させたはよいが、10年、20年と時間を経て再発した患者が、「どうしようもない人間不信」になり「病院の隅」で「拒薬して、看護に反抗してっていう人になってる」など、負の影響を与えていたことを知るのである。

　この「いいこと」と「人間不信」という価値の落差を、「だんだん」というゆっくりとした時間経過のなかで知るという衝撃が、「愕然とする」という表現に表れている。

　これらの行為に共通しているのが、「いかに退院さ̇せ̇る̇か̇」の「さ̇せ̇る̇か̇」という表現にあるように、患者の感情や意思は不問のまま、彼らがある動作や行為をするように支援者側が仕向けるという、一方向的なコミュニケーションの在り方である。同時に、インタビューの最後で高木氏が「〔医療者が〕自分の力だと思ってんだ」（逐語録, p.59）と語っているとおり、対象へよい影響を与えているのは、自分の行為によるものであるという因果論的な思考が存在している。

　しかし、こうした独りよがりの一方向的なコミュニケーションが、人間への信頼を失い、治療の道具と成り得る薬物療法を拒み、支援する他者を拒むという、孤立した人間へと変貌を遂げた患者を生み出す、暴力的な意味を帯びていたことを後に知り、強い衝撃を受けるのである。高木氏のACT-Kでの実践は、このときの経験を反面教師として成り立っている。

　その後、高木氏は、地域の保健師からの要請で保健所の嘱託医になり、相談員たちが当事者を入院させようと「粘〔ったり〕」（逐語録, p.8）、入退院を巡って感情を露わにしながら熱心に向き合うといった、「簀巻き」のような即効性のある自分の実践とは異なる関わりを目の当たりにすることで「変わってったんだよね」（逐語録, p.8）と、自分の変化について

話している。

　しかし、どんなに地域医療に熱心で良心的な精神科医であったとしても、本来、精神科医療の対象とすべきではない人々を診察せざるを得ない[1] など、現行の精神医療のシステムに身を置いていると「どんどん腐っていく」ため、「日本の精神医療のそこそこのラインなんて全部見ちゃって」(逐語録, p.9)、「もう医者は、見るべきほどのことは見つ」(逐語録, p.16) と思い「精神医療に興味なくしてた」(逐語録, p.17) という。

　そんななか、アルバイト先のクリニックの精神科医から、日本でACT という新しい取り組みが始まると聞き、「ACT、これ自分でやれるようになったら、面白いな」(逐語録, p.17)、「がらっと日本の精神医療、地域が変わるかもしれん」(逐語録, p.18) と考え、同じエリア内で働く仲間と勉強会を立ち上げた。

　ただ、システムの一部に組み込まれてしまうと、本人の意思にかかわらず個人は変容を強いられ、行きつく先は未来が閉ざされた「腐っていく」状態であることが、すでに高木氏には見えていた。したがって、「自分で」と主体性を発揮できる空間に身を置くことが、「面白いな」「変わるかもしれん」(逐語録, p.17) という、未来への可能性を切り開く起点となるのであった。そして「精神医療のなかだけで考えてちゃ駄目だ」(逐語録, p.19) と、訪問医療に関する雑誌をかき集めて読んだところ、内科医らが工夫を凝らして取り組もうとしていることを知り、「これでいける」「俺、やろう」(逐語録, p.19) と思い立ち、ACT-K を立ち上げた。

2. 症状ではなく、困りごととして取り上げる

　では、高木氏の ACT 実践の成り立ちを見ていこう。**高木氏の地域での実践は、基本的に地域で「生活できることを考え〔る〕」**(逐語録, p.44)

を目指して展開していく。そのため、「治るという考えを捨ててもらわんといかんよね。今、暮らすっちゅうことかな」と語っているとおり、精神疾患という病の治癒そのものではなく、地域での暮らしが可能となる状態になることを目指していく。

　地域での暮らしを可能にする条件には、精神疾患という病の治療が含まれているだろうこと、また、スタッフのなかで唯一、処方権を有している医師という立場にあることを踏まえると、高木氏の実践は、治療するという考えを抜きにして語ることはできないのではないかという疑問がわく。では、高木氏のいう「生活できること」「暮らす」ことを目指すとは、どういった意味を含んでいるのだろうか。

　そこでまず、精神症状という、医学的な診断の眼差しが必要とされる事象に関する考えを述べている語りに着目する。

> 高木氏：症状は、症状は取り上げない。うーん。その、困りごととしてなら取り上げるけど。もちろん、それからもう本当に住民からのあれで、もう切羽詰まってるときには、どうやって幻聴に対して大声を出さないかみたいなことを、それは言わざるを得ないけど、言ってうまくいったことないしね。だから、妄想はやっぱりある程度まで現実。診察室では、もう診察室や病院では妄想世界を広げてはいけないのかもしれないけど、生活世界では妄想なんて、しょせんその人は妄想の、妄想、妄想世界を混ぜて生きとんだから、それも含めて一緒に乗らなきゃいけないがな。だから、一緒に妄想、妄想も半信半疑なりに一緒に行動するよ。否定はしないし。それから、その妄想を取るということを、目標にはしないです。妄想と生活世界が、うまくけんかしないようにする。ほとんどの場合は、妄想と生活世界がけんかするし。そのけんかを助長してるのは家族です [2]。

私：ああ、家族の関わり方が問題だってことですかね。

高木氏：そう、そう。家族が、それを普段の生活のなかで否定する。その妄想から、妄想からやむにやまれずしてることに対して、否定しかしない。

私：うん、うん。じゃあ、家族に対しても、なんかこう言ったりするんですか。なんかこう、本人さんへの関わり方に対してとか。

高木氏：それはもう、あの、スタッフが家族担当もするけどね、もうほんまに。そのなかで、やっていくけど。もちろん、僕も家族からいろいろ聞かれるからやるけども。もう家族に言うのは、精神障害になったら、家族からありがとうとごめんなさいを言われたことがないんで。言われることがない。それだけが、もう大変なことなんでね。もう無理にでも見つけて、ごめんなさいとありがとうを言うたってくださいって。もう、これだけ。

私：ああ、なるほど。

高木氏：それと、やっぱり家族を自分、そうやな、自分たちがいなくなること、自分たちが年老いることに対して、本当はそのほうがいいんだって。そうなってきて、息子に助けてもらえるように今から関わろうって言って。そうなったときに、多くはさ、これは言うわけじゃないけど、多くを見てると、やっぱりもうものすごく厳しくて管理しようとしてて力ずくでやってきた家族が、息子に虐待されてる。復讐されてるよね。だから、その今、治るという考えを捨ててもらわんといかんよね。今、暮らすっちゅうことかな。自分たちとの共同生活も含めて。

私：なるほど。治すんじゃなくて、暮らすっていう。うん、うん、うん。

高木氏：そのためには、やっぱりごめんなさいとありがとうや。これはね、特に引きこもり、あの、統合失調症っちゅう枠を超えて引きこもりの人に言えるよね。ゲームばかりしてじゃなくて、そのゲームに興味

<u>持ってやってくださいっちゅうことやね、要するに。</u>

　このように高木氏は、病院や診療所といった医の論理が具現化した空間においては、妄想世界を広げてはいけないのかもしれないと述べつつ、地域での暮らしという生活世界においては「妄想世界を混ぜて生きとんだから」と語るように、精神症状である妄想と生活世界は明確に分けられず、混在しているものであると捉えている。また、「妄想からやむにやまれずしてる」とあるように、生活世界で認識されるさまざまな問題行動も、妄想という症状から仕方なく派生しているものだと考えている。

　そして、利用者のさまざまな問題行動に対して、身近に存在する家族など周囲の人間が「ものすごく厳しくて管理しようとしてきて力ずくで〔やったり〕」、現出した精神症状を普段の生活のなかで「否定しかしない」という、一方的で抑圧的な関わりをすることで、後に、利用者から虐待や復讐を受けてしまうという。

　「治る」という目標を掲げることは、その目標に向かって利用者をコントロールしようとする抑圧的な力が働く。こうした「治るという考え」のもとで生まれる相手の意向を無視した一方的なコミュニケーションが、抑圧的な力として作用し、反発としての復讐という形で戻ってくるのだ（これは、高木氏がACT-Kで働く以前、「いいこと」という一方向的な考えをもって患者の意思を不問にしつつ彼らを簀巻きにして入院させていた結果、人間不信に陥っていたことがわかったという経験のパターンと類似している）。**だからこそ、「治る」ではなく、日々の生活の営みを継続していく＝「暮らす」ことを目指す必要があるのだ。**

　また、「〔利用者が〕親に否定されているから、ずっと〔妄想を〕言わざるを得なかったのね」（逐語録, p.33）と語っている箇所が示すように、こ

うした問題行動を修正し管理するための否定的な関わりが、逆に、精神症状を発生させる要因になる悪循環を生んでいる。つまり、否定するからこそ精神症状という病の部分が出現するのである。そして、精神症状が悪化し入院せざるを得なくなった場合を「失敗」(逐語録, p.28) と位置づけていることから、症状の悪化という事態は、利用者の地域生活の継続の可否に関わる。高木氏にとって精神科病院への入院は、「この人になんでこんな量の薬っちゅうのが帰って来る」(逐語録, p.28) [3]、「元のもくあみの拒否の人になる」(逐語録, p.29) と語られるように、過剰な薬物療法により医療に対する不信を植えつける契機となる処置と捉えられている。だからこそ、高木氏にとって精神症状の悪化による精神科病院への入院とは、利用者を再び人間不信へ変容させてしまうという点で「失敗」と位置づけられているのだ。

　そのため、逆説的ではあるが、**精神科病院への入院を回避すべく「症状は取り上げない（中略）、困りごととしてなら取り上げるけど」と、精神疾患や精神症状という病の事象に着目するのではなく、妄想と生活世界どちらにも還元できない「困りごと」という枠組みに着目しつつ関わっていく。以下、「困りごと」について語っている箇所を引用する。**

> 高木氏：(利用者に) 幻聴があったかどうかは、わかんない。だけど、まあ人格。でも、もしかしたら、その調合が好きとか、発達障害の気があったのかもしれない。けど、その仕事に行ったときは、割と普通にトラックの運転手やってたみたいやから、わからないですね。病気はわかんないけど、もうとにかく地域でも大変、親も大変。

　ここでは、「発達障害の気があったのかもしれない」「幻聴があったかどうかは、わかんない」「病気はわかんないけど」と病の存在は不確か

であるが、「地域でも**大変**、親も**大変**」とあることから、「**困りごと**」という枠組みで、着目していることが確認できる。また、「**困りごと**」という枠組みで眼差すことは、困難を抱えた当事者の話を聞くという姿勢を要請するため、双方向的なコミュニケーションを生み出す契機となる。以下は、高木氏が利用者の自宅から帰る際に、近隣住民から車を取り囲まれたときの語りである。

> **高木氏**：うん。患者の家から出て帰ろうと思ったら、地域の人がぞろぞろそろって出て来て、車囲む。僕の車。「何とかせい」っちゅって。「すいません」って。いや、あの、うちクリニックで。いや、そうですよね、**大変**なんですけど。あの、「この頃は人権とかいうこともうるさくなって、**私も困っとるんですよ**」って。そうか、**大変**やなって言って。いや、保健所にも、どうしたらええか相談に行っとるんですけどねって言って。何せ、人権、人権と言われても、医療も困るんですよねって言って。

　近隣住民からの「何とかせい」という一方向的な要請に対し高木氏は、「私も困っとるんですよ」と困りごととして吐露する。それに対して住民は「そうか、**大変**やな」と共感を示す言葉を返している。**つまり、この「困りごと」というのは、困りごとを抱えた1人の他者の立場に立つことを可能にするフレームとして機能しているのだ。**
　このとき、他者の立場に立つ過程において要請されるのが双方向的なコミュニケーションである。そして、「困ってるだけであれば、困ってる話を聞いてあげればいいんですよ」(逐語録、p.24)とあるとおり、「困っているだけ」という限定的な事象であれば、その思いを聞くことで問題は解消され、周囲が一方的に対応すべき問題として取り扱うといった事

態は回避される。

3. 関係性の反転をはらむ「ごめんなさいとありがとう」

　こうした双方向的なコミュニケーションというのは、単に他者の話を聞くだけにとどまらない。例えば、p.70で「〔利用者に〕助けてもらえるように」とあるように、**支援する側とされる側の関係性を反転させる契機ともなる**。上記の引用においても、医師という本来であれば支援する側の高木氏が、逆に地域住民から「大変やな」と声をかけられていた。つまり、**属性や役割を超えた1個人としての関係性へと反転することを可能にする**のだ。

　なかでも、関係性の反転という契機をはらむ双方向的なコミュニケーションの在り方を象徴する表現が、p.70の引用に登場する「**ごめんなさいとありがとう**」である。「ごめんなさい」という謝罪は、相手に自分を差し出し許しを請うための発言であり、「ありがとう」は、相手が好意でしてくれたことに対して感謝し受け取るときの言葉である。つまり、互いの気持ちを伝え受け取るという点で、双方向的なコミュニケーションかつ、これまで抑圧的に関与していた家族が謝罪するという関係性の反転をはらんだものとなる。

　高木氏は、家族を含めて、利用者と接するとき、こうした双方向的なコミュニケーションを推進することで、精神症状の悪化という事象を生みだす恐れのある、一方向的かつ暴力的なコミュニケーションへ陥ることを回避しようとしているのだ。**こうした関係性の反転や相手の立場に立つという双方向のコミュニケーションへの転換が、利用者の地域生活を可能にするための基盤であり、「治る」から「暮らす」ことへの分岐点になっているのだ。**

また、p.70-71の引用「ゲームばかりしてじゃなくて、そのゲームに興味持ってやってくださいっちゅうことやね」という部分にも着目したい。この「ゲームばかりして」は、反復行動に対する話し手の批判的な眼差しが込められているという点で「否定しかしない」と同じコミュニケーションパターンであるが、高木氏は否定ではなく、ゲームそのものに「興味持って」欲しいと述べている。

　この「興味」という表現は、「もうわくわくして〔利用者の自宅へ〕行ったの」（逐語録, p.47）、「興味半分覗いてみたら」（逐語録, p.48）、「ちょっと興味あるし」（逐語録, p.52）など、さまざまな支援の場面で登場する。興味や関心という、ある対象に対して特別の関心・注意を向ける心的傾向は、他者の思いを聞くという能動的なコミュニケーションを促進させ、結果として双方向的なコミュニケーションへと発展させる可能性を内包しているだろう。**つまり、「興味」とは、暴力的な要素をはらむ一方的なコミュニケーションを回避するための装置でもあるのだ。**だからこそ、高木氏の実践の語りにおいて、特別の関心を向ける興味や関心という表現が随所で登場するのだ。

　また、この「興味」による能動的なコミュニケーションは、利用者の精神症状や社会的には逸脱と見なされる問題行動を別の形で解決することにも寄与する。

　以下は、「魔物」除けのため、定刻になると木造2階の自宅の居間で火柱を立てて火を焚くため、天井が煤（すす）だらけになっていたという40代の統合失調症の男性への支援について語ったものである。

　この利用者も、精神科病院で処方された薬物の副作用が強く、以来、医療や薬物療法への不信感もあり、内服せず部屋に閉じこもりがちになっていたという。そんな利用者に対してここでも高木氏は、「薬のことも絶対言わないと、治療もしないけども、あなたがここで**生活できる**

こと考えよう」と「治す」から「暮らす」ことを目指した声かけをしつ
つ、近隣住民の不安も払拭すべく、まずは、火にオーブンの囲いをする
よう声をかける。

> 高木氏：そう、そう、そう、そう。それと、風が吹いてきて、どっかに。
> それ（火に囲いをして外から見えなくなるようにしようという高木氏の声かけ）に素
> 直に応じてくれたんで。それからは、その、油をかける調合とかの話
> に、ごまとかね、やっぱり、その、ま、入れるわけよ。あれだな。それ
> を聞いてたら、そういう調合が好きなんだって。油の調合とかいうのが。
> 私：油の調合が。
> 高木氏：うん。ごまの調合とか。で、聞いていったら、カレーが好物だっ
> て。でも、スタッフが毎週1回カレーを一緒に食いに行く。そういうこ
> としているうちに、だから、やっぱりあれですよね、きっと魔物も少な
> くなるんやろうね。火は小さくなっていって、火焚くのやめちゃったよ。
> 私：ああ、なくなったんですね。
> 高木氏：うん。薬飲んでないんです。

　室内で火を焚くという行為は、「魔物」という妄想に対する利用者な
りの対処方法なのだろう。それに対して高木氏は、薬物療法について言
及するのではなく、火を焚くことを即刻禁止するわけでもなく、火を焚
く際に使われる油の調合などについて「聞いていった」という。する
と、カレーが好物であることがわかり、スタッフと毎週1回カレーを
食べに行くことで最終的に火を焚くという行為もなくなったのだという。
　つまり、「聞いていく」という能動的なコミュニケーションを取るこ
とで、火を焚くという行為の背景にある彼なりの意味づけ――ここで
は、「油の調合」と「ごまの調合」と「カレー」の連関――が浮上する

ことで「週1回カレーを一緒に食いに行く」という支援へと繋がり、結果として火を焚くという行為が消失したのだ。

　火を焚くという行為が魔物と称する妄想による行為であったこと、薬物療法を一切使用していないことを踏まえると、「興味」による能動的なコミュニケーションが、利用者の世界の見え方を組み替え、結果として精神症状や社会的な逸脱行動を鎮静化させることに繋がったといえる。

　しかし、利用者の妄想が現実世界とどのように組み合わされて表出しているのか的確に把握できることは「100回に1回ぐらいなんか偶然があ〔る〕」「〔ACT支援というのは〕偶然以外にできてることないはず」（逐語録、p.58）と語られるように、必然とは程遠い出来事だと捉えられてもいる。

　利用者の回復は「自分の力」（支援者の力）**によるものであり、必然であると支援者側が認識してしまうことは、別の視点から検証する余地を失い、結果として一方向的で暴力的なコミュニケーションへと繋がっていくだろう。だからこそ、自分たちの実践は必然ではなく「偶然」であるという余白を含んでおくことが必要なのだ。**

4.「薬が必要」から「薬が自然」へ

　ここまで、精神症状ではなく「困りごと」への着目が、コミュニケーションの在り方、ひいては利用者の地域生活の継続にどのように接続するのか確認してきた。次に、医師という立場に付与されている処方権の行使に焦点をあてながら、それがコミュニケーションや地域生活の維持とどのような関係にあるのか確認していく。

　　高木氏：また、ちょっとしばらくしてから、こっちも。あの、<u>こっちを受</u>

け入れてはくれてたから、お薬っちゅう話をして。また、0.5をずっと飲んでもらってたら、今はもうどのスタッフとも話ができて、ちょっと奇妙なエへへへへへっちゅうような笑いはするけど。ちゃんと、<u>猫撫で</u>ながら会話ができて、スタッフと一緒に外出するようになった。

私：うーん。なるほど。うん。

高木氏：だから、薬飲まない人は、もう最初から拒否してる、いっぱいいるよ。それでも、<u>付き合いさえできたら、飲んでもしゃあないやんね</u>。

私：うん。そういうとき、こう、どういうふうなこう、ことを考えて、この処方とか、その、なんか。

高木氏：いや、この人にとって、薬を飲むっていうことが、<u>嫌な経験にならないように</u>。で、<u>飲ませられるか</u>。飲んでもらえるかなっちゅうのが、一番大きい。

　高木氏は、利用者にとって薬を飲むということが「嫌な経験にならないように」しているという。恐らく、ACTの対象である利用者の多くが、かつて病院で受けた治療により「医療不信、薬不信」(逐語録, p.39)に陥っている経験を有していることが多く、信頼関係構築の妨げとなるネガティブな内服経験を回避したいという意図があるのだろう。このとき、「飲ませられるか」と発言した直後に「飲んでもらえるかな」と利用者の反応を待つ表現に言い直しているあたりも、双方向的なコミュニケーションへの転換を意識した高木氏の変化が表れている。もちろん、上記の語りから、高木氏が、必ずしも薬物療法ありきとは考えていないことも伝わってくる。

　利用者にとって現前する精神科医との出会いは、かつて経験したネガティブな医療を彷彿とさせる可能性があるという点で、マイナスの関係性からの出発となる可能性が高い。そのため高木氏は、「付き合いさえ

できたら、飲んでもしゃあないやんね」とあるように、薬物療法ありきではなく、まずは他者との付き合いができるかという関係性の構築に関する事象に注意を向けているのだ。

　これは、高木氏が**利用者の地域生活を継続するために必要な要件として、他者との付き合いができる状態を念頭においており、薬物療法は、この状態をもたらすための道具と位置づけられていることを示している。**

　そのため、「こっちを受け入れてはくれてたから、お薬っちゅう話をして」とあるように、薬物療法を話題にするのは、利用者がACT「スタッフのことは全部受け入れているな」「援助が受け入れられて」という、他者へ身を委ねるという信頼関係の兆しが見えてからという順序性がある。そして、「どのスタッフとも話ができて」「猫撫でながら会話ができて」とあるように、会話という行為が成立する他者の範囲や、発語と別の行為が並行して成立するか否かという思考の働きに着目するなど、人付き合いが可能な状態であるかどうかを確認している。

　もちろん、ACTの対象者は重度の精神疾患を抱えている場合が多いことから、薬物療法の話題を切り出す目印となる、受容という関係性の構築が難しい場合も多い。下記の引用の場面では、高木氏は、利用者と関係性の深い別のスタッフや家族を介して、利用者の信頼を得ようと心的ならびに空間的距離を縮めていく。

　　高木氏：それから、面白いのはね、やっぱり、そのなかで、あの、この重症のやつだと薬の調整とかが非常に難しい人がいて。ものすごくこだわりも強いし。だけど、そういう人が、医者が僕ひとり、医者が言っても話せない。だから、診察しても、そんな人、多いじゃないですか。普通の診察しても。だから、みんな、変わりありませんで帰って来て。でも、不安がいっぱいたまってたり。だから、僕らのとこはもっと重症だ

から、それほっといたらやっぱりどんどん悪くなるわ。そういうところ
へ、僕はもう真面目な、あの、医者としての役割だけするけども、相手
が緊張してるからいうことで、もう関係の深くなってるスタッフと一緒
に必ず行く。で、スタッフにいろいろ話してもらって、スタッフがそれ
を通訳して、僕に。アハハ。だから、こう、あ、眠れないいうのは、こ
ういうふうに眠れないんですよねっちゅうことを。そしたら、そういう
薬はどうなるかっちゅう話しするじゃない。で、それでいいんですかっ
て言ったら。あ、そういうことでいいんですねって言ったら、もう非常
に患者もリラックスしてるんですと。調整がうまくいったと。（中略）
それから、薬飲むまでのお付き合いで、ずっと3年、4年薬なしでやって
きてるうちに、いつの間にか薬飲む人もいます（中略）。こちらから3、4
年たったっちゅうて、生活がなんかこう援助が受け入れられて、そうい
うスタッフのことは全部受け入れてるなというときに、ま、薬もどうで
すかみたいな話をする。役に立つこともあるよっちゅう。まあ、そうい
うふうにいく人っていうのは、いわゆる医学で言えば、ヘベって言う。
ヘベフレニーっていう、すごく受け身的な人が多いから。そういうチャ
ンスさえうまくやれば、病院に来たときの緊張してるときに、はい、あ
なたは薬が必要って出すよりは、よっぽどうまくいく。もう薬が自然に
なってしまうのが。

　重度の精神疾患を抱えた利用者の場合、精神科医の訪問は「緊張」を
もたらすため、発語して自分の状態を説明することが難しくなる。本当
は、不安を抱えているにもかかわらず、それを表出することができない
ということは、変化のない状態として捉えられてしまう。その結果この
利用者は、本来、必要であった薬物療法の調整が行われず、状態が悪化
してしまうというパターンに陥っていた。

そのため高木氏は、「関係の深くなってるスタッフと一緒に必ず行く」ことで、利用者の思いを「通訳」という形で表出ならびに伝達してもらい、状態に適した薬物療法を処方できるよう仕向けていく。関係の深い他者の存在は、利用者を「緊張」から「リラックス」状態へと転換するための媒介として機能している。

　他にも、利用者本人に直接会えないときでも、家族が高木氏を信頼することで、家族から利用者への投薬がなされたり、家族に処方していた薬物に利用者が関心を示したことを契機に、利用者へも同じ薬を処方し内服するようになるなど、信頼できる他者を介して薬物という物質への信頼を再構築できるよう介入していた。そして、高木氏自身も、直接会ってもらえなくても「本人の2階の部屋に届くように、こんにちはって言うて。帰る」（逐語録, p.36）と、利用者という宛先に向けてメッセージが届くよう声を発するなどして、積極的に距離を縮めようとしていた。

　もちろん「薬もどうですかみたいな話をする」とあるとおり、薬物療法はあくまで選択肢の1つであり、内服するか否かは利用者に委ねられている。それは、薬物療法自体が「あなたは薬が必要って出す」という医療者側の一方的な指示による内服から、「薬が自然になってしまう」といった行為者の存在が消失する状態に位置づけられることで、薬の調整が「うまくいく」ことが多いからである。一方向的なコミュニケーションからの脱却というパターンがここでも確認できる。

　インタビューの別の箇所で、利用者が信頼を寄せていた看護師が交代したことで、混乱した要求が増える事態となり、「薬がぐちゃぐちゃになってる」「どう整理していったらええんやろうと、今、悩んでる」（逐語録, p.40）と、語っている箇所があった。

　このように、信頼を寄せていた他者の不在は、自分の考えや欲求を適

切に表出するのを難しくする可能性をはらむ。よって、**薬の調整が「う
まくいく」ためには、他者への信頼を通して利用者が自分の思いを表出
し、自ら選択できるという主体性が欠かせないのだ。**

　ところで、薬物療法について、科学的な効果という点では高木氏はど
のように考えているのだろうか。「薬を飲むっていうことが嫌な経験に
ならないように」「飲んでもらえるかな」という内服行為への期待を思
わせる語りがあることから、薬物療法に対する一定の効果を感じている
ものと考えられた。以下の語りから確認しよう。

> 高木氏：やっぱり昏迷でもうずっとこうなったまま。でも、1人では時々フ
> ランス語の教科書が、昔から持ってる教科書開いて、自分でなんかわ
> けのわからん英語書いてる人が、今、1人診てるけど。その人も、そ
> の、その人は、ええっと、前の医者が病院に入院したけど、お母さん
> が入院を、入院のひどさでもう途中で連れて帰っちゃった人なんだけ
> ど。病院がジプレキサを10ミリぐらい飲ませてたけど、今、それ2.5
> ミリにしてたけど、少しずつ動き出してるのね。ちょっとこの前、僕と
> も3か月ぐらいして、僕とようやく目を合わせるようになったんだけ
> ど。それから、やっぱりもうずっと5年ぐらいこもってて、こっちにも
> 会ってくれないから。その子、もう30前ぐらいかな。今、だから10
> 年ぐらいずっと20歳過ぎぐらいのときから。あの、うちも一度訪問に
> 行ったけど、やっぱりバタンと扉を閉めちゃうので。もう会えないっ
> ちゅうことで、お母さんだけ僕が面接ずっとしてて、5年ぐらい。
> 私：ああ、5年。
> 高木氏：うん。そうしたら、「お母さんが料理をつくってくれた」言う
> て、この前、言うので。少し解けてるな思うんで。そういうときに、
> ずっとお母さんに、自分がお母さんは、医者と相談してるんだよっちゅ

うことを言ってもらってたんです。

私：ああ、なるほど。うん、うん、うん。

高木氏：で、あの、随分、あの、元気が出てきたけど、ちょっとお医者さんとも会ってみないっちゅう話をしたら、なんかそのときはうなずいたっちゅうんで。そこから訪問が始まって。で、もうじっと何にもしゃべらないで、なんか変なワニのぬいぐるみみたいなの担いで1人で町へ出て。不思議な目で見られてるような子だったんやけど。その子は、お母さん、えっと、セレネース、ええっと、リスパダールのその子は最初1ミリだ。あ、違う。最初、0.5ミリやね。0.5ミリで会話ができるようになったんですよ。

「病院が」処方する10mgという処方量と比較して、高木氏が処方する量は0.5mgや1.0mg、2.5mgとかなり少ない。しかし、高木氏の処方により、「じっと何もしゃべらない」「こっちにも会ってくれない」といった「昏迷」状態にあった利用者が、「僕とようやく目を合わせるようになった」「会話ができるようになった」「少しずつ動き出している」と、変化する様子が語られていた。つまり、高木氏にとって適切な薬物量を投与するというのは、昏迷状態が解け、現実世界の他者を認識し行動範囲を拡大させることに寄与しているのだ。

　しかし、あくまで薬物療法を、精神症状の治療という文脈で用いているわけではない。インタビューの別の箇所でも、「こっちを信頼してくれて、薬も飲むようになって、いろいろつらいこと言うと、あまりにもつらいから入院させてくれ言うようになったんだよ」(逐語録、p.41)と語っている箇所があるとおり、利用者自身の意思や欲求を表現できたことに関心を向けている。

　利用者自身、自分の意思や欲求を表現できるということは、他者との

付き合いを可能にし、地域生活を維持することへ繋がっていく。だからこそ、利用者の昏迷状態を脱するための適切な薬物量を見極めること、そして、他者の介入がない自然な状態で内服できることが必要なのだ。

5. 精神疾患をどう位置づけるかで 実践は劇的に変化する

　以上をまとめよう。高木氏は、利用者の地域生活の維持を目指すべく、精神症状ではなく困りごとという枠組みで取り扱うことで、一方的かつ抑圧的なコミュニケーションを回避し、関係性の反転を含む双方向のコミュニケーションを展開していた。

　こうした関係性を反転させることが、利用者の地域生活を可能にするための基盤であり「治る」から「暮らす」ことへの分岐点となっていた。そして、他者との付き合いが可能かどうかに着目しながら、利用者が支援を受け入れたり、自分の考えや欲求を適切に表出できるようになるといった関係性の変化が見えた時点で、彼らが主体的に薬物療法に関与できるよう、思いを聞きながら必要に応じて適切な薬物量を見極め、投与していた。

　今回、高木氏の実践の成り立ちを明らかにすることで見えてきたのは、重度の精神障害者の地域生活を支える際の精神科医の役割とその在り方についてであろう。高木（2013a、2013b）によると、精神科臨床においても、1970 年代までは統合失調症の治療として心理社会療法と薬物療法の、どちらが効果があるかという研究が盛んに行われていたという。だが、近年では、発症初期の精神運動興奮状態は薬物療法で「治す」というのが多くの精神科医の通例となっているという（松本、2013）。つまり、多くの精神科医にとって、精神症状を薬物療法で治療するという価

値基準が現在のスタンダードとなっているのだ。

　にもかかわらず、高木氏は、薬物療法を、あくまで利用者が他者との付き合いが可能になるための道具として位置づけ、信頼という関係性の構築を第一優先としながら用いていた。そして、「困りごと」という枠組みで眼差すことで、精神症状といった病の部分への着目を回避していた。高木氏は、医師として診療上の義務を有する立場にあり、豊かな臨床経験から、精神状態の逸脱の有無の判断を下す十分な知識と能力を有しているが、あえてこうした行為を差し控えていた。

　それは、かつて高木氏が、医師という役割に課せられた病の診断や治療する能力を、そのまま「治す」4)という一方向的なやり方で用いることで、人間への信頼を失い、治療の道具と成り得る薬物療法を拒み、支援する他者を拒むという、孤立した人間へと変貌を遂げた患者を生み出していたことを知った経験に由来する。

　そして、医療専門職側の一方的な価値観で介入することの弊害を知ったからこそ、興味をもって能動的に話を聞いたり、互いの関係性を反転させるといった、双方向的なコミュニケーションを持ち込んでいた。それが、結果として、精神症状の出現を回避することに繋がっており、薬物療法の優先度を低下させていた。

　精神疾患という不確かな事象を、薬物療法という科学の力で合理的に解決したいという欲求は、医療専門職のみならず当事者や家族にまで蔓延しているだろう。こうした状況において、地域で「暮らす」ことを目標とし薬物療法の位置づけを下げるという実践を継続していくためには、精神疾患という“病そのもの”に対する眼差しへの変更も必要となるだろう。

　精神疾患という病を疾患として位置づけるのか、それとも苦悩の一形態であると位置づけるのか、それにより医療専門職の役割も、展開され

る実践の様相も大きく異なってくるだろう。医療専門職の"病そのも
の"への眼差しが、地域生活支援における専門性を形づくるのだ。

第 4 章

意味のある支援

主体化を目指し、利用者に責任を返しながら伴走する

福山看護師

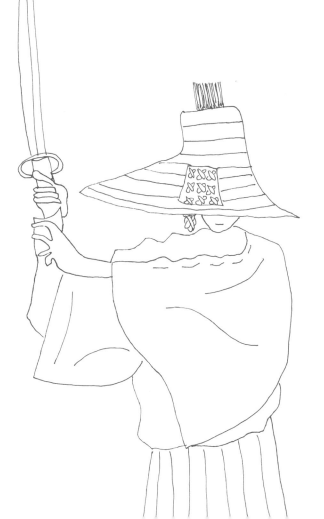

1. 表面的には捉えにくい事象への関心

　続いて、精神科看護専門看護師である福山氏の実践の成り立ちをみていこう。福山氏は、精神科病棟に勤務したあと、大学病院の外科病棟やICU病棟での経験を経てACT-Kへ異動し、現在5年目となる女性看護師である[1]。仕事もプライベートも全身全霊をかけて取り組むひたむきさと、相手の懐にスッと入り込む人懐っこさから、スタッフのみならず多くの利用者から慕われている。

　そんな**福山氏が看護師として対象者に関わる際の基本的な構えには、「支援しなきゃいけない」という規範が含まれているが、**それは利用者のなかにある「傷」（逐語録、p.62）であったり、「癒されなきゃいけない部分」（逐語録、p.62）に対応するときに姿を現す。まずは、福山氏が病棟看護師として3年目に訪れた、自身が「転機」と称した場面の語りを見ていく。

　福山氏：転機が来たのが3年目で。3年目のときに、3人の方が亡くなったんだよね。1人は心筋梗塞。ちょっといつもとおかしい。慢性の統合失調症の人なんだけど、なんかいつもとおかしい。いつもの入院とちょっと違う感じがするっていう、なんか、自分のなかで違和感と。なんか、なんか気になる感じがあったんだけれども。それに気づいてあげられなくって。ほんで、食べたあと、こうやってね、左胸、この辺を触って、肩のとこ触って、こうやって首かしげて。なんかそれがおかしい気がして、なんかこう、どうしたのって、いつも、私は声をかけるんだけれども、いつものとおり、不安で不安でしょうがないのって。大丈夫、看護婦さん、みたいな感じで確認するっていうのの繰り返しで。実は、多分、心筋梗塞の放散痛だったのかなって。

福山氏は、慢性の統合失調症患者の心筋梗塞の症状に「気づいてあげられな〔かった〕」という。この「いつもとおかしい」「ちょっと違う感じがする」「気になる感じ」という「違和感」に促されて患者に声をかけるのだが、「いつものとおり」の返答だったという。患者は、いつもと同じように「不安」と表現するのみで、自身の身体の不調を適切に表現できていない。また、福山氏も、違和感を抱きつつ、患者の言葉どおり「不安」と受け止めるに留まる。

　福山氏は、このあと、プリセプター時代に新人看護師の受け持ち患者の死、新人看護師の離職を経験し、今度は「身体を見たい」(逐語録、p.9)と消化器外科やICU病棟へ異動する。

　あるとき福山氏は、先天性の心臓疾患を抱えた子をもつ母親が「死んだような、孤独な顔」(逐語録、p.18)でベットサイドに立ち尽くしているにもかかわらず、その母親が患児の面倒を見ていないと、他の看護師から揶揄されている光景を見て、母親への心理面での支援がなされていない状況が気になったという。なので、福山氏は、積極的に母親に声をかけたり、ICUから転棟したあとも母子の様子を見に行っていた。

　福山氏は、この件について、「心理的な背景、誰もわかっていないのかな」(逐語録、p.19)と、表面的には捉えにくい心の問題に対して「メンタルのフォロー誰かしてあげて」(逐語録、p.18)、「〔そこが〕癒されなきゃいけない部分」と支援の必要性を感じていた。

　このように、身体科の病棟でも表面的に捉えにくい事象が気になったのは、統合失調症患者の「不安」という表現の背景に隠された身体症状へ注意を向けず、必要な支援を怠ったという経験の影響もあるだろう。

表面的には捉えにくい事象は、他者から理解されず、支援の手が届かない恐れがある。そのため、必要なところへ支援の手を届けるということを重視する福山氏の実践は「支援しなきゃいけない」という規範を帯

びた形で展開していくのだ。

　では、話を ACT に戻す。以下は、病院からの依頼を受けて利用者に会いに行った場面についての語りである。

　　福山氏：で、退院前に外出するからって言って、会いにいって、はじめて出会ったときに、うん、この人は絶対駄目って。もうすっごい表面的で、「はいはいはいはい」ってすっごい返事いいんだけど、絶対、表面的みたいな。絶対何もわかってないっていう人で、これは難しいなって思ったんだけど。まあとりあえず関係つくっていこうかなって。絶対やっぱり支援しなきゃいけないなっていうにおいをプンプンしていたし。

　前述の心筋梗塞だった統合失調症患者の「不安」という言葉をそのまま受け止めたときと異なり、ここでは、利用者の「はいはいはいはい」という了解を意味する返事を、言葉どおりには受け止めていない。利用者の発した言葉や表情、振る舞いといった表面上のことではなく、その背景に隠れ捉えにくくなっている事象にこそ、支援を必要とする本質的な問題が潜んでいる可能性があることを認識している。
　よって、利用者の「すっごい」「表面的」な了解を意味する語り方は、「絶対何もわかってない」とあるように、理解できていないことを痛感させる。そして、こうした**理解への浅薄さは、「難しいな」という**感触と共に「**絶対やっぱり支援しなきゃいけない」と規範を帯びる形での支援の必要性を要請する**。支援の必然性は「においを〔が〕プンプンしていた」という表現にも示されている。

2. ホールディングを保証する

　次に、前述の規範に促されて展開する実践について具体的に見ていこう。利用者の多くは、「**信頼とか安心、安全**」が確立していないことが多いため、福山氏は「**ホールディング**」を保証するという形で関係性を構築していく。

> **福山氏:** うーん。とりあえず、この人は、多分誰も信用しない人なんだろうなとは思ったので。とりあえず、その、定期的に顔を見せるってことかな。もうね、生活の背景とか見ても、本当に基本的な**信頼とか安心、安全**っていうのが、もう環境を見ても、どこにどう確立していけばいいんだろうって思えるような人だったので。もーう、難しいって思った。だからこそ、もう何かあったときは、必ず飛んで行ってあげようって思ったし。とりあえず、その、来るって言った日には行く。うーん。とりあえず、つないでいかなきゃっていうね（中略）。だから、そういう人だからこそ、何があっても、私たち、春川さん（仮名）、あー、ね、**味方**だよっていうことだったりとか。私たちはきっと来るからねっていうことの保証を繰り返し伝えていく。責めてはないから、どうやって謝ったりするか一緒に考えようとか。そういうことを絶えず投げかける。だから、本当にやっぱりまだまだ**ホールディング**が必要な状態ではあるのかなーって思いながら。

　利用者との関係性の構築は、まずは「**信頼とか安心、安全**」「**味方**」といった「**ホールディング**」（Winnicott, 1965/1977）を保証するところから始まる。それは、「思えるような人」「そういう人だからこそ」と語られるように、利用者の生活や環境を見るなかで、信頼や安心をどう確立し

ていけばいいのかという戸惑いを感じてしまうところが起点となっている。そして、どう確立してよいかわからないが「とりあえず」「定期的に顔を見せる」といった直接的な出会いの機会をつくったり、「来るって言った日には行く」といった、言葉と行為の一致を示すことで関係を「つないで」、信頼を育てていこうとする。ではもう1つ、「つな〔ぎ〕」をつくっている場面の語りを以下に記す。

> 福山氏：まあとりあえず、私がリーダーで行くようになって。私の名前を聞いて彼女自身もパッとわかったみたいで。福山が来るってなったんだけども、一方で<u>ほんとに来るんか、偽もんや</u>、みたいな形で。お前何しに来るんじゃ言うて、金か、金なんかみたいな、電話番号、名刺に書いてる電話番号にもうジャンジャン電話かかってきて。＜何しに来んねん＞とか、ものすごい会う前からひどくって。もう<u>そういうところが揺らいでた人</u>で、＜大丈夫。会いにいくから。ちゃんと<u>福山が会いに行くから</u>＞って言って。

「そういうところが揺らいでた人」の「そういうところ」とは、「ほんとに来るんか、偽もんや」という利用者の言葉にあるように信頼のことを指す。「福山が会いに行くから」と固有名詞で語ることは、過去の人間関係を再び「つな〔ぎ〕」直していく行為であろう。

　福山氏にとって、**顔と固有名詞の提示という直接性の水準**[2] において「つな〔ぎ〕」をつくることは、これまで人間関係が切れてしまうことが多かった利用者にとって、他者への基本的な「**信頼とか安心、安全**」を育みながら、未来へと時間を推し進めていく原動力ともなる。規範に促されて展開する実践の出発点において、福山氏が「**ホールディング**」を重視するのはこうした理由による。

3. 手当てができる距離まで近づく

　次に、実践を展開する際の利用者への接近の仕方を見ていこう。福山氏は「手当てをしに**行かなきゃいけない**」という規範に促され「手当てができる距離まで近づく」必要があると語るのだが、利用者の多くは自我の境界が曖昧であるがゆえに、間違えると、接近が「侵入」（逐語録、p.60）となり、逆に「暴力」という形で跳ね返ってくる可能性があるという。福山氏は、実践する接近の仕方を、利用者が「嫌がらない方法」（逐語録、p.62）で近づくという意味を込めて「優しい手当て」（逐語録、p.62）と表現する。

> （利用者の自我をどう見極めているのかという話題にて）
>
> 福山氏：あー、なんか、なんか、居合<u>3)</u>だったり、<u>殺気</u>だったりみたいな。
>
> 私：殺気みたい、殺気だったり。
>
> 福山氏：<u>居合</u>みたいな。
>
> 私：居合。
>
> 福山氏：間合い、<u>居合</u>みたいな。
>
> 私：あ、間合い。
>
> 福山氏：<u>あの辺</u>の、ほんと、なんかこう、<u>その辺</u>をどう本当に察知するかなんだとは思うんだけれども。
>
> 私：うーん。なんか違うんだ。
>
> 福山氏：違うね。精神症状強いときは、本当に。やっぱり、その辺は、<u>本人が出してるので、その警告は。触れるなよ</u>っていうのは。うん。だから、それは、もう本当に、やっぱりちゃんとした<u>スペース</u>を空けながらも、徐々に詰めていく。その距離を詰めていきながら。ちゃんと<u>手当てをしに行かなきゃいけない</u>と思っているので、<u>手当てができる距離まで</u>

近づく。でも、それを、多分、間違えると、暴力受ける、っていうとこ
ろになるんだと思う。

　ACT が対象としている利用者の多くは、精神症状が不安定で自分の
意思を言葉によって明確に表現することが難しい。また、自我の境界も
曖昧で脆く、スペーシング機能[4] の押し戻す力が弱いため、パーソナ
ル・スペースが拡大していることが多い (市橋, 1982)。福山氏は、こうし
た利用者に対して「殺気」や「居合」といった攻撃的な意思ならびに攻
撃を受ける可能性のある範囲を察知しながら、「スペース」を「徐々に
詰めていく」ことで「手当てができる距離まで近づく」という。
　福山氏は、「本人が出してる」「警告」を「殺気」のように「触れる
な」という意味として察知しているようだ。「手当て」を行うために
は、それが可能になる距離まで近づく必要があるのだが、近づきすぎる
と「侵入」となるため、その距離を「つかむ」(逐語録, p.61) という能動的
な姿勢で推し量っていく必要がある。
　また、この「侵入」は、「侵入してる」(逐語録, p.60) という表現で語ら
れることから、接近という行為に対する責任は、あくまでも近づこうと
する支援者側にあることを示している。福山氏は、このように、**手当て
という行為を可能にするため、侵入的になるのを回避し距離を推し量り
ながら利用者との接近を試みるのである。**

4. 背後にあるものを読み取る

　福山氏は、利用者に接近する際に、「殺気」を「触れるな」という意
味として察知して徐々にスペースを詰めていたのだが、同じく、**明確に
は表現されない彼らの気持ちを行動から読み取ったり、靴や電話といっ**

た道具の使われ方の背景にある生活状況を読み解き、必要な支援へ繋げようとしていた。

　まずは、利用者の行為から気持ちを読み取っている場面を確認しよう。以下の語りは、福山氏が病院勤務時代に入院していた方で、その後ACT-Kの利用者となり、福山氏がその方をはじめて訪問したときの場面である。

> 福山氏：で、まあ会ってみたら、目線は全然合わせないし、背中越しなんだけども、やっほーみたいな形で、「久しぶり」って「元気にしてました」みたいな形で。まあ、なんか無言で、玄関先の居間にお母さんと私とで座ってて、彼女は奥の台所のほうに、背中向けて座っててね。で、背中越しに声をかけたら、おもむろに立ち上がってこうやってやって、踊り出したりとかしたんだけど。なんか喜んでんだ、みたいな。
>
> 私：お尻振って？
>
> 福山氏：体をこうやって揺らしたの。おっかしくって。かわいいって（中略）でも、電話の声もすごい野太くって、怖いの。おっさん、なんかすっごいすごみのある声で。で、また汚い言葉を使うから、ものすごく怖いのね。「なんじゃこりゃー」みたいな形で。「あほー、あほー」とかそういう言葉しか使わない人で。なんなんだろうっていうような電話ばっかり入る人なんだけど、そうやって顔は見られなかったけど、それで待っててくれたんだっていうファーストコンタクトがピンときて。

　ここで福山氏は、「背中向けて座って」「目線は全然合わせない」「無言」という利用者の行動に対して「やっほー」と声をかけている。そして「踊りだ〔す〕」「体をこうやって揺ら〔す〕」という行動から「喜〔ぶ〕」という感情があると読み取っている。表情や言葉からは確認でき

ないが、喜ぶという肯定的な感情が存在することを踏まえて「待ってて
くれたんだ」と感謝の念を含んだ形で解釈している。

　また、電話でのやりとりにおける「声もすごく野太くって、怖い」や
「無言」であるというネガティブな状況と、「踊り出〔す〕」という行動
のギャップが「おっかしくって。かわいい」という肯定的な感情を生み
出している。ネガティブな感情の存在が支援の限界をもたらす可能性が
あることを踏まえると、この肯定的な感情というのは、地域生活支援を
継続する上で欠かせない要素の1つであろう。

　また、福山氏の「やっほー」「久しぶり」「元気にしてました」「みた
いな形」の声かけも興味深い。この「やっほー」という声かけは「無
言」という利用者の存在様式とは異なるモードである。利用者の存在様
式に合わせるのではなく、あえて別のアプローチをとることで接近を試
みようとする意図が見てとれる。

　それでは次に、靴や電話といった家のなかの道具の使用状況の背景か
ら、利用者の生活状況を読み取っている語りを見てみよう。

福山氏：環境。環境が大事ですね。

私：例えばどういう、環境という。

福山氏：もう環境って歴史なので。例えば、家のね、あの、古さ、新しさ
だったり、借りているものだったり。キッチンどんな感じだったりと
か、ゴミはどうだとか。

私：あー、ゴミとか。はい。

福山氏：それがなんかもう家イコール自我みたいな感じに。

私：なるほど。なるほど。家イコール自我みたいな。

福山氏：なので、その、言葉では出せないもの、プラスアルファが家のな
かにはグッと詰まってるなと思うから。でも、ジロジロ見過ぎても失礼

にあたるから。もう。

私：ジロジロあんまり見ずに。

福山氏：見ずに、でも、見る。難しいけど。

私：なるほど。あまり悟られないように見る感じ。

福山氏：ほこりの積もり方にしてもそうだし。靴が何足あったとしても。その靴にほこりが積もってたら、あんまり外に出てないんだよねとか。ほんだら、買い物とかどうしてるんだろうとか、あ、結構、その頻繁になんか出てるんだろうなっていう感じの人だったら、まあ、だい、多分、大丈夫。そういう所へ行けてる力がある人なんだっていうことで、だいぶこっちとしては安心する。出れない人のほうがちょっと心配。そう。そう。電話でもね、本当に黒電話のまんまだったから、多分、本当に、自身が多分ずーっと止まってる人なんて受け取れるんですよね。今だったら、多分、本当に、ちゃんとね、あのー、お付き合いができてきてたら、NTTの人、NTTの人も入って、電話機自身を変えていくとか、そういうことができてるはずなのに。あ、じゃ、この人すごく長いこと寸断されてた人かもしれないっていうふうに、自分が捉えられる。じゃあ、どういうふうにこの人繋げていけるだろうなとか。この人は、どういうふうに生きてきてたんだろう。こういうこと聞かなきゃいけないなとかいうものが出てくる。

　福山氏は、利用者の家のなかには言葉では表出されないものが凝縮されているという意味で「グッと詰まってる」と語る。そして、「環境って歴史」と語るように、利用者が、これまでどのような生活を送ってきたのか、生活道具や家のなかの様子から、その背景にある生活状況を読み取っていくのである。

　例えば、靴を見るときは、靴という履物が外出する際に使用される道

具であることを踏まえつつ埃の有無に関心を向けている。靴の使用によりないはずの埃が存在することへの気づきは、過去から今に至るまで外出していないのではないかという推察をもたらす。そして「買い物とかどうしてるんだろ」とあるように、生活に必要な物品等の購入といった購買行動への疑念を抱かせる。

　また、黒電話という現在、流通していない道具の存在への気づきは、電話機を交換する役割を担う他者との交流が長期間にわたり途絶えていたのではないかという推察をもたらす。

　このように、**家のなかの道具をはじめとしたさまざまな環境は、「どういうふうに生きてきたんだろう」と利用者の今ここに至るまでの生き方を想像させる。そして、推察した状況から、次へどのようにつないでいくか「こういうこと聞かなきゃいけない」という規範を含む形で次の実践が開けていく。**冒頭で、表面的には捉えにくい事象と「難しい」という感触により、「支援しなきゃいけない」という規範を含む、必然性を帯びた実践の成り立ちを確認したが、福山氏にとって**利用者の気持ちや生活状況を推察することは、必然性により立ち上がった支援をさらに進めていくための契機となっている**ようだ。

　ここで興味深いのが、福山氏が利用者の状態を捉えるとき、決して精神症状のような病的な部分だけに焦点をあてているのではないという点である。「ジロジロ見過ぎても失礼にあたるから」という語りからは、一方的に吟味するという意味を与えかねない眼差し、つまり見世物扱いのような視線を向けないという、社会における他者へのマナーという姿勢が込められている。しかし「見ずに、でも、見る」とあるように、利用者の状態を捉えるための専門職としての眼差しも同時に持ち込まれている。

5. 意味のある支援を展開する

　ここまで、福山氏の実践がどのように立ち上がるのか、また、利用者の行為や道具の使用状況から、現在の生活状況をどのように推察しているのか確認してきた。**福山氏が、利用者の気持ちや生活状況を推察するのは、利用者自身、苦労や経験を通して責任を負う力をつけるための支援、言い換えると利用者の主体化を目指す支援へと繋げていくためでもある。** そして、福山氏は、こうした主体化を目指す支援のあり様を「意味」のある支援と語る。この点について、福山氏が逆に「意味〔の〕ない」支援について語った以下の箇所から確認していこう。

> <small>福山氏</small>：もうお母さん70近いお母さんで。でも、お母さんはエネルギー相当あるお母さんで、戦ってる。戦わないでって思うんだけれども。大体本人さん（利用者）に会えるのは背中越しで、数十分。残りの時間は、お母さんの話を聞くみたいな形で、2人で行ってたんだけれども。結局、暴力が収まらないっていうことで、それこそ、次、暴力出たら入院なんだってお母さんが言ってたから、「入院です。連れて行ってください」みたいなことをやるんだけれども、<u>それをしたって意味がないし</u>、懲罰的に入院をしても、<u>全然効果があるわけではないし</u>。だから、<u>暴力が出る前に、どうやって距離をあけるか</u>っていうことであったりとか。彼女自身がお母さんとやるんじゃなくて、<u>私たちとできることを増やしていく</u>っていうことが大事ですよねっていうような話をしながら。で、主治医の先生も、私も知り合いだったから、状況を伝えながら、<u>入院というところなるべく回避して</u>。本当に夜中でも、そういう暴力があったときには、自分たちが駆けつけて対応するようにしたいっていう方針を伝えながらやってはいてて。だから本当に夜中に呼び出され

ることしょっちゅうあったし。

　福山氏にとって、利用者の暴力に対して入院という形で対応してしまうのは「それをしたって意味がない」と語っているとおり、その対応を行うだけの価値や「効果があるわけではない」と考えているようだ。「暴力が出る前に、どうやって距離をあけるか」や「私たちとできることを増やしていくっていうことが大事」とあるように、暴力という目先の行為にだけ注意を向け対応するのではなく、その行為に至る背景を踏まえた上で対応する必要があると考えているのだ。

　恐らく、入院という対応をとった場合、薬物療法や行動制限といった治療を施すことにより暴力を鎮静化させることはできるが、こうした行為を内省する機会を失ってしまう恐れがあるだろう。そのため、福山氏は、たとえ家族が入院を希望しても、主治医に状況を伝えながら「入院というところをなるべく回避」するよう仕向けていく。このことは、**暴力といった精神症状に対する治療の場の選択が、意味のある支援になり得るかの分岐点になっていることを示している。**

　では、入院を回避した上で、利用者自身が、苦労や経験を通して責任を負う力をつけるという「意味」のある支援をどのように展開しているのか確認しよう。

　　福山氏：一人暮らしをするにしても、経験が、もう本当に10代発症の方なので。あまりにも、何もかも経験がないっていうなかで。もうすごくやっぱり、いろんな課題があった。金銭の管理だったりとか。うん。そう。そのー、近所付き合いのことだったり、幻聴っていう、そもそもの病気のところであって。対処能力。いろんなことにまつわる対処能力だったり、1人の時間をどう過ごすかっていう課題だったり。うーん。

居場所の確保だったりとかの。いろんな課題がもう山ほどっていう。うん。で、もう本当にアクションがおっきい方なので。もう本当に、それこそ、24 時間張りつかないと、何をするかわからないので、結局、この人のために、私、警察何回も行ってはいる。フフ。

私：うん。うん。あー。警察から呼ばれて、いろいろ何かがある。

福山氏：うん。あの、お母さんが、親御さんが動くと、結局またもとの状態と一緒なので。その、**本人さんに、ちゃんと責任として受けてもらいましょう**っていうことで、こちらが動くことになる。そういう生活をしている人だから、夜中にも目覚めて、自分の活動するのよね。そしたらうるさいって近隣住民からくる。で、病的体験があるなかで、壁に穴を開けるっていうような事件があって。で、それプラス、外に出たときのアクションもおっきくって、ATM は壊す。無銭飲食はする。すごい何回も私はそれに出て、警察で指紋を採られながらも彼女と一緒にそうやって**自分で責任を取っていくっていうことをやっていった**わけなんだけれども。

　福山氏は、利用者が警察に呼ばれるような社会的な逸脱行為があったとしても「**本人さんに、ちゃんと責任として受けてもらいましょう**」「**自分で責任を取っていくっていうことをやっていった**」と、あくまで**責任を取る主体**は、家族や医療専門職側ではなく利用者側にあるとしている。福山氏がこのように考えるのは、「社会に出てもまれて苦労するっていうのが彼女の治療なんです」（逐語録、p.22）と語っているとおり、**利用者自身、自分で苦労するという経験を通して責任を負う力を育むことを目指している**からである。

　病的体験の影響があったとしても、器物を破損するといった自らが引き起こした問題の結果について**責任を負い**、現実から逃げずに内省し対

処する力を育むことが必要なのだ。だからこそ、本書 p.99 に引用した福山氏の語りにあるとおり「私たち」といった複数の他者との関係性のなかで「できることを増やしていく」ことが重要なのである。

　乗り越えるべき課題は、金銭管理や近所付き合い、1人の時間の過ごし方をはじめ、幻聴や暴力といった精神症状に対する対処方法など多岐にわたる。そして、福山氏は「どうやったらそうやって暴力出さないようにできるのかっていうことを考えよう」（逐語録, p.6）とあるように、課題に向き合うために「考える」という思考の営みを促すための声かけをしていく。

「考える」という行為は、自己を客観的に捉える視点を育み、妄想の世界や状況との距離を生み出す可能性があるだろう。冒頭で出てきた、利用者の発言から理解の深度を推し量っていく福山氏の眼差しは、この部分とつながっている。**福山氏は、利用者に「手当てができる距離まで近づき」、行為や道具から気持ちや生活状況を推察することで、利用者自身が「考える」営みを生むための距離がおけるような、「意味」のある支援を組み立てようとするのだ。**

　もし、ここで、利用者の言動や実在する事象を表面的に捉え、精神症状という枠組みにあてはめて眼差した場合、入院という場当たり的な対応となり、利用者に責任を返す機会を失うことになる。こうした支援は、福山氏が言うとおり「意味のない」支援となってしまう。**利用者の気持ちや生活状況を推察するという行為は、利用者の主体化を目指す「意味」のある支援へと繋げていくための基盤となっているのだ。**

　もちろん、利用者に「苦労」を経験してもらうという過程は容易ではない。利用者のなかには、苦労や課題といった現実に向き合うことができずに暴力や暴言という形で、ときには精神症状という形をまとい表出してしまうことがあるという。

福山氏：ほんでもうすごい「うわー」と言って、「ばかやろー」みたいな形で、全然反省の面は出てこなくって、いつもそうやって逃避しちゃう人で。向き合えないのね。でもちょっとずつそうやってクライシスの対応しているなかで、「一緒に謝るから」とか言って、「ちゃんと悪かったっていうのを思ってるでしょ？」って言ったら、ツーって泣いたりとかする人でね。そうそう。だから自分だってやりたくないのはわかるけど、どうしてもやっちゃう。なんかあるんだよね、みたいに言ったら、ちょっと体感幻覚みたいなのがあるみたいだし、どうも幻聴もやっぱりひどいみたいだしっていう、彼女の病気のところが浮かび上がってくるんだけれども、それに対してやっぱりお母さんに攻撃に出ちゃうっていうのはちょっと違うよねって。あとになってみたらそうやって話はできるんだけれども、やっぱりそのときの感情のコントロールってなかなかできなくて。

　福山氏は、苦労や課題といった現実と「向き合えない」ときに表出される利用者の暴言や暴力に対して、その行為を責めるのではなく、自分の意思に反した行為であると共感的な姿勢で応答する。そして、「一緒に謝るから」とあるように、利用者1人で応答させるのではなく伴走することで苦労や課題に向き合えるよう取り組んでいる。

　福山氏が利用者について語るとき、「頑張ってくれた」（逐語録、p.7, 11）「耐えて過ごしている」（逐語録、p.27）という肯定的な表現がさまざまな場面で何度も登場するのは、課題に向き合おうとする利用者の気持ちに関心が向いているからであろう。また、向き合えないときに「病気のところが浮かび上がってくる」とあることから、「そもそもの病気」はあると認識しつつも、精神症状よりも、利用者の気持ちそのものに目を向けていることが読み取れる。苦労や課題と向き合う過程で生じる「自分

だってやりたくないのはわかるけど、どうしてもやっちゃう」という感情のコントロールができない利用者の歯がゆさが、福山氏には「伝わってきて、もらい泣きちしゃう」(逐語録, p.18) こともあるという。

　このように、利用者の気持ちを理解することができるという共感的な了解[5] の仕方は、利用者の立場に立ち、主体化を目指す彼らの苦労に伴走することを可能にする。別の言い方をすれば、暴力といった精神症状を、主体化を図る過程で遭遇する苦悩の表出と捉えて共感するからこそ、彼らに責任を返しながら伴走するという「意味」のある支援を展開することが可能になるのだ。

6. 利用者に責任を返しながら主体化を目指す

　以上をまとめよう。福山氏の実践は、表面的には捉えにくい事象への関心と「難しい」という感触を出発点として「支援しなきゃいけない」という規範を含む、必然性を帯びた形で展開していた。そして、その実践は、利用者自身で「考える」という「苦労」や「経験」を通して「責任」を負うことで「できることを増や〔す〕」支援であった。こうした利用者の主体化を目指して働きかける支援が「意味」のある支援である。「ホールディング」は、規範に促されて発動した支援を、他者との関係を繋ぎ直しながら利用者の主体化へと導いていくためのものであり、距離を推し量りながら接近し、利用者の気持ちや生活状況の背後にあるものを読み取るのは、支援を「意味」のあるものへと方向づけていくための基盤となっていた。

　福山氏の実践の構造を可視化することで見えてきたのは、精神障害者の〈地域生活中心〉の支援の在り方についてである。彼らの地域生活を支える支援者のなかには、精神症状の不安定さによる利用者との関係構

築の難しさを実感している者が多いことが明らかにされており（葛島，2019）、精神症状の増悪という事象に対して即入院という対応を選択する場合が多かった。日本の精神医療は、こうした対応に安易にすり替えることで短期間のうちに入退院を繰り返す、回転ドア症候群という現象を再生産してきたという経緯がある。

　一方、福山氏は、暴力や暴言といった精神症状の悪化という事象に対して、入院という選択を回避しつつ利用者本人が社会において責任を負うという苦労を経験することで、できることを増やしていた。そして、そうした経験を付与できなければ、入退院という現象を反復するだけの関係に終始してしまい、利用者が抱えている問題の本質は一向に解決されないため、支援としての意味がないということを語っていた。つまり、入院により薬物療法や行動制限といった医学モデルに依拠した治療を施すことで暴力のような精神症状を鎮静化させることはできるが、逆に、暴力行為を内省する機会を失い、主体化を損なう恐れがあるのだろう。

　暴力といった事象を、医学モデルに依拠しつつ精神症状の悪化と意味づけて対応するのか、責任を負うという主体化を目指すプロセスの過程で生じるものと意味づけるのか、それは実践者1人ひとりの経験と事象への意味づけによって異なるだろう。

　この違いは、精神症状を有する利用者を医の論理が具現化した病院という場において保護的に取り扱うのか、それとも、地域という場において責任を返しながら主体化を目指していくのかという違いにまで発展する。地域生活支援を担う医療専門職の多くが、利用者の暴力を精神症状の悪化と意味づけるのであれば、地域生活中心への道は、さらに遠ざかるだろう。そう考えると、今回、利用者に責任を返すという福山氏の実践は、今後の地域生活支援の質を左右する分水嶺として、私たちに重要な意味をもたらしてくれると考える。

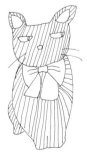

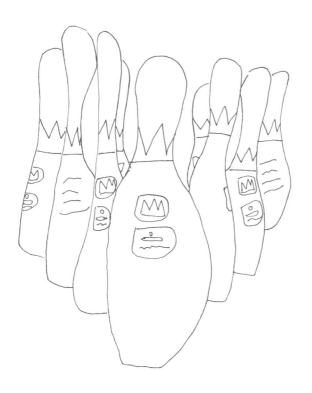

第 5 章

医療から社会生活へのシフトチェンジ

保護的な支援から、いつか到来する「自己実現」に向けた支援へ

金井氏 精神保健福祉士

1. 利用者のリカバリーに関する問題

　前章まで、ACT-K のスタッフたちが、重度の精神疾患を抱えた利用者との関係性を構築していく様子や、利用者の主体化を目指した意味のある支援を、どのように組み立てているのか確認してきた。そして、診断や治療に関与する立場にある精神科医の語りからは、「治す」のではなく「暮らす」ことを目指すという営みが、地域生活を維持する上でどのような意味を持つのか確認した。

　ACT は、重度の精神疾患を抱えた利用者を対象としていることから、本来、精神科病院という構造が持つ役割や機能の大部分を、24 時間 365 日にわたる多職種スタッフによる支援という、人的資源で補っている。

　しかし、ACT の手厚い支援も、利用者の状態が落ち着けば自ずと変化せざるを得ないだろう。でなければ、ACT は、地域という場で利用者を保護し続けるだけのものと化してしまい、本来の目的であるリカバリー[1]に到達できないという事態に陥ってしまう。

　では、地域という場において利用者のリカバリーを実現するための実践とはどのようなものであろうか。第 5 章では、ACT を辞め、地域で相談支援事業所を立ち上げるに至った精神保健福祉士の実践の成り立ちを記述し、この問題について考えてみたい。

2. ACT の限界を起点として

　精神保健福祉士の金井氏（以下、金井氏とする）へのインタビューが実現したのは、金井氏が ACT-K で働くようになって 10 年余が経過し、辞めて相談支援事業所[2]を立ち上げようと模索しているときであった。

長年勤めてきた ACT-K を離れるということで驚いたが、彼の実践を分析するうちに、その流れは極めて当然のことのように見えてきた。

　金井氏は、もともと音楽に興味があり、楽曲制作などに傾倒していたが、大学で心理学を学び、アルバイトでひきこもりの子どもへの訪問をするうちに「究極のサービス業がしたい」（逐語録, p.3）と思うようになる。一方、大学で学ぶ精神分析が机上の議論に思えて、「〔これでは〕この人たちの人生支えられねえよ」（逐語録, p.3）とも感じていたという。

　金井氏は、その後、ちょうど資格化された精神保健福祉士の免許を取得し、ある精神科クリニックへ就職することになるが、重度の精神疾患を抱えた方や困窮している家族の姿を目の当たりにしながら、軽症の方しか診ないというクリニックの方針に「矛盾」（逐語録, p.4）を感じ、大学教員の紹介で、ACT-K を立ち上げた高木医師（第3章）と知り合い、その後、ACT-K で働くようになる。

　金井氏の経験で特徴的なのは、ACT-K の同僚スタッフの多くが精神科病院での勤務を経験しているのに対し、金井氏は作業所とクリニックでしか働いたことがないという点であった。そのため、地域という場における普通の暮らしという感覚に慣れていた金井氏は、ACT-K で働くようになった当初、訪問することで利用者が落ち着いたという趣旨の申し送りを簡潔明瞭に話しているスタッフの姿を見て、「医療なんだな」（逐語録, p.9）と思ったという。

　この ACT を医療と位置づける金井氏の眼差しは、本人主体の生活支援へとシフトチェンジしていくという実践全体の起点となる。金井氏の実践は「本人が社会生活をしていくってところのゴール」を目指し、「ACT だけでは支えられない」という支援の限界を超え、地域の多様な人との出会いや出入りする場を拡大しながら、10 年後、20 年後という長期的な視点を持って利用者を支えることを可能にしていくというもの

である。

　そして、この支援の背景には、ACT の実践を医療から生活支援へとシフトチェンジしていくことで、地域という空間に生活支援のシステムを構築するという意図が含まれている。

　また、ここでいう「社会生活をしていく」とは、単に、地域という場で生活する状態を目指しているわけではない。病状を悪化させないという医療の眼差しではなく、享楽を含む生活の獲得が目指されているのだ。加えて、金井氏が語る「本人が」という表現には、「本人本位」から脱却した「自己実現」という名の夢や希望を持つ主体という意味が込められていた。

3. 振り回されるという意図を込めた関係づくり

　では、「本人が社会生活をしていく」ことを目指す金井氏の実践がどのように成り立っているのか具体的に確認していこう。

　金井氏は、今回のインタビューで「一緒に年取ってきたって人なんですけど」（逐語録、p.54）と、ACT-K の立ち上げ当初から 10 年以上にわたり関わってきた 2 人の事例について語ってくれた。

　1 人目は、10 代の頃に発症した K さん（女性）である。K さんは、統合失調症による幻聴や妄想、独語、異食行為があり、特にセクシュアルな部分に影響を受けて行動化したり、スタッフへの暴力行為もあり、精神科病院に入院しても保護室での治療を余儀なくされてきた方である。保護室での治療が繰り返されてきたため、両親も耐えかねて「もう入院はさせない」「医療にもかかわらせない」（逐語録、p.62）という強い覚悟を持って K さんを自宅に連れ帰り、抱え込むような形で世話をしてきたという。

2人目は、10代の頃に発症したSさん（男性）である。Sさんは、気に入った女性を神聖化し、その女性の傍らにいる異性に対して一方的な妄想を抱き暴力行為に及ぶなど、コンフリクトによってさまざまな場で出入りを禁止されるという状態に陥っていた。そのため、家族全体で家に引きこもるようになり「社会から（中略）孤立して〔いく〕」（逐語録、p.4）状態にあったという。

　いずれの事例も、当事者のみならず家族全体が地域社会そのものから孤立する形で存在していた。金井氏は、このような利用者に対して、まずは「僕らを受け入れて」（逐語録、p.6）もらえるよう、「関係づくり」を軸に支援を展開していく。以下は、Sさんとの関係づくりについて語られた部分である。

> 金井氏：で、それで、まあ、ただ、まず遊ぶしかないので、一緒にね。そういう。なので、関係づくりなので。で、彼は「カラオケに行こう」って言うんですけど、「じゃあ行こう」っつてね。で、外に出た瞬間に、もう彼は自転車にまたがって、ブワーッて、全速力でどっかに行っちゃうんですよ（中略）ブワーッて。どこ行ったんやろうって、僕ら探すほうから始めて。ほんだら、カラオケ屋さんの前ですごく怒って待ってるんですよね、遅いって言ってね。て、いうような、言うたらジャイアンとのび太の関係で、ずっと前半は来てて。ハハ。で、おまえのものは俺のもの、俺のものは俺のもの状態の。
>
> 私：Sさんが？
>
> 金井氏：もうほんまに、ほんまに、わがまま放題なSさんだったわけですよ。で、てところからスタートしていって。それで、とにかく彼に添う、添い続ける。振り回されるとはまた違う、もう添う。ハハハハ。
>
> 私：ハハハハ。振り回されるではないんですね。

金井氏：ではないと。まあまあ、振り回されることも含めて、まず最初は振り回されないとっていうのがあって。で、やっぱ彼がすごくしんどいときにねえ、そういう世話してくれるとか、まずそこですよね、まで関係をつくってってみたいなところで。で、まぁ何かとにかく、本当にご両親も、その病状に対してはすごいビクビクされてたんで。

私：ああ、そうなんですね。うんうん。

金井氏：ものすごく、ものすごく激しいんですよ、彼が。大声もそうやし、手は出ますし、大暴れするし。しかも、そのお薬っていうのは、そんなに定期的に飲む人ではなく。拒否でもないんですけども、飲まないし。（中略）そうですね。2人で一緒に行ったり、まあ、それぞれで行ったりとかしながら、してきたんですよね。（中略）で、ずーっと経過するなかで、まあその、何ていうか、彼がすごい、だんだんとこう、僕らはこう友達である一方、こう、支援者として認めてくれるようになってきたなぁっていう感覚はすごくあって。

　Ｓさんは、女性を神聖化する傾向にあったため、男性スタッフの大迫看護師（第2章）と共に、2人または単独で定期的にＳさんの興味、関心のある「好き」（逐語録, p.8）なカラオケやボウリングに一緒に行くなど、遊ぶことを繰り返して「友達」としての関係づくりに努めていた。そして、「支援者として認めてくれるようになってきたなぁ」とあるように、「ジャイアン」と形容されるわがままなＳさんに、金井氏が「振り回される」経験を経ることで「友達」から「支援者」へと位置づけが変化していく。

　ここで金井氏が、「まず最初は振り回されないと」と言いつつ「振り回されるとはまた違う」とも述べているのは、Ｓさんの思いのまま動かされているのではなく、振り回される必要があるという金井氏の意図が

存在していることを示している。

　この意図は「彼がすごくしんどいときにねえ、そういう世話してくれるとか、まずそこですよね」とあるように、「大暴れする」状態にあったとしても、離れず受け止めてくれる他者の存在が必要であり、こうした経験を経ることで「支援者として認めてくれる」という関係性を築くことができるという認識から生まれているのだろう。

　金井氏によれば、支援者として認められることにより、「〔お薬〕飲んで欲しい」といった「彼〔S氏〕にとっては多分上から目線」（逐語録、p.6）となる発言や、「僕らはこのお手伝いはしたいんだけど、どうやろうか」といった「支援者としての発言〔を〕聞き入れるように」（逐語録、p.6）変化するのだという。**支援者として存在するための布石となるのが、この、関係をつくるという金井氏の意図が込められた「関係づくり」である。**

4. 支援の限界点 ——良質な抱え込みから悪質な抱え込みへ

　このように金井氏は、振り回されるくらい寄り添い続けながら利用者との関係を醸成していくが、こうした関係性を続けていくことの弊害と限界についても語っていた。以下は、弊害についての語りである。

> **金井氏**：やっぱその支援者、だから、支援される人、する人の関係性のなかで、やっぱりその一、障害者とか利用者っていう顔でしかなくて。でも、本当に通常は人はこう、十何個以上の多分顔を持って生活しているわけで。こういった顔を、やっぱこう、支援関係みたいなのを24時間することによって、奪っちゃう可能性はすごくあるなあと思ってて。

だから、ヘルパーが入りゃあいいではなくて。うーん、彼がもっと、うーん、何ていうんでしょう、その先につながるような動きって、どうしたら取れるのかなっていうのは、はい。

私：なるほど。うーん。

金井氏：うーん、常に思いますけどね。だからこそ、そのー、ACT は、さっき言った最初はすごく寄り添う、<u>振り回されるぐらい寄り添う</u>っていう時期があって、それをいつまでするのかみたいなところの、見通しって立ちにくいですけど。だったら、そのー、何のために、この、添ってるのかとか。やっぱそのー、紙に書くだけがプランではないので、要はそのー、長い、その <u>10 年先</u>を見越したぐらいの、そのー、プランニングの下で、自分が、とか ACT が動くのをやっていかないと、やっぱりあのー、良質な抱え込みから、いずれ<u>悪質な抱え込み</u>になってしまう、本人にとって、っていう可能性が絶対にあって、危険性はあって。そうなんですよね。だから、あくまで本人が、その<u>地域でどういうふうに生活したい</u>のかとか（中略）。こういうふうな、何ていうか、何ていうんだろうな。まあ、<u>自己実現</u>でこういうふうにしたいとかね。そのー、重度だから、なかなか<u>自己実現</u>なんていうのはほど遠いように、結構感じられるんだけど、彼らが、<u>いつかどこかのステージでは多分、絶対口にする</u>んですよね。で、それをやっぱり<u>逃さず</u>に、<u>それを支援する体制にシフトチェンジ</u>していかないといけなくて。

　金井氏にとって、利用者との「<u>振り回されるぐらい寄り添う</u>」関係づくりは、24 時間 365 日という隙間のない ACT プログラムの特性により、必然的に「支援される人、する人」といった関係性から脱却しにくい状況を作り出し、「障害者とか利用者っていう<u>顔</u>でしかな〔い〕」といった役割への固定化を生み出す。そして、「10 年先」という未来を見

据えたとき、利用者と支援者といった関係性を固定化してしまうことが、本来「十何個以上の多分顔を持って生活している」という、私たちの多様な役割や側面を剥奪してしまうという意味で、「悪質な抱え込みになってしまう」危険性があると語る。ここでいう「顔」という表現は、仕事では職業人として、家庭では子供の親や妻の夫であるというように、個人に宿るさまざまな姿や側面のことを指しており、3回のインタビューで計18回登場する。

　また、「振り回されるぐらい寄り添う」という関係性を継続し続けることの限界については、以下のようにも語っている。

（Sさんについての語り）

金井氏：彼（Sさん）がゲームしたいっつったら一緒にゲームするみたいな、遊びに付き合うような感じだったんですけど、まあ、少しずつ、ちょっとこっちからも提案させてもらったりとかするようになってきて。で、そのなかで、まずそのー、人の広がりだったり。だから、いつまでも、そのACT、ACTのその添う関わりだけではっていうところは、やっぱりあったし。で、あと、ゆくゆく、そのー、ご両親は高齢になってこられてっていうところで、まあ今は、お元気はお元気なんですけど。ただ、やっぱそこの心配もあるっていうところで。まあ、その、ACTだけでは支えられないよねっていうところで、少しずつヘルパーのほうに、ちょっと入ってもらうようになって。で、まずは、その週1回みたいなところからヘルパーが入っていくみたいになって。

（Kさんについての語り）

金井氏：それで、で、ただそのー、もう僕らだけでこれから10年後の、この彼女（Kさん）を支えられるっていうふうには、どうしても思えないと、正直に伝えて、ただ僕は10年後、20年後、彼女を支えたいんだと。

社会から孤立する形で利用者を抱え込んでいた家族も、時間の経過と共に高齢化し、病を得るなどの理由で利用者を自宅で抱えることが難しくなる。

　関係づくりにおいては良質だった「振り回されるぐらい寄り添う」ACT の支援も、関係の変化や 10 年先の未来を見据えたとき、利用者の多様な役割や側面を剝奪してしまうという意味で悪質へと変化する。**そのため、悪質な抱え込みから脱却し、利用者がいつか口にする「自己実現」を「逃さずに、それを支援する体制にシフトチェンジ」**（本書、p.114）**するという「本人が社会生活をしていく」ための分岐点として、「ACT だけでは支えられない」「僕らだけでこれから 10 年後の、この彼女**（K さん）**を支えられるっていうふうには、どうしても思えない」という支援の限界点が示されるのだ。**

5. 利用者の新たな顔を見出す──人と場の拡大

　そのため金井氏は、「10 年後、20 年後、彼女を支えたい」という願望を形にすべく、家族や ACT のスタッフという**特定の他者による抱える支援からの脱却を目指し、利用者のできることといった可能性をはらむ側面に関心を向けながら、他者や他の事物とのつながりを模索しようと能動的な動き見せる。**そして、こうした姿勢は、新たな支援者をチームに加えたり、利用者の行動範囲を変化させるといった動きに接続していく。

（K さんについての語り）
金井氏：それをまあ、チームでちょっと相談させてもらって、で、まあ、

少しずつ、あの、他のスタッフも2名体制で行くという形だったりとか、いや、それはその一、何ていうのかな。恋愛感情を受けないとか、その、防御柵としてではなくて、てことは要は、その、内に内に、その、内言というか、そこと会話してた人が、外と会話できるようになってきたからこそ、やっぱり男性に見えてきたのかな、みたいなような動きを感じて、そんで、だったらちょっと他の支援者入れたらどうだろう、つって。

（Sさんについての語り）

金井氏：Tさんが入ったりとか。あと、とにかく男性が入ったらもう、すぐ行くっていう。で、見学とか男性が来てくれたら、もうすぐ行くとかいうことをしながら、少しずつ。まあ僕と大迫さんを軸に、だんだん広げていったみたいなところがあって。やってきてて。で、まあ、ちゃんと、ありがとうってね、言うとか、そういうこう、すごい人としての距離感みたいのも、彼がつくれるようになってきたかなぁみたいな、出せるようになってくれたなぁっていう感じはあったんですよね。

「他の支援者入れたらどうだろう」「僕と大迫さんを軸に、だんだん広げていった」「少しずつヘルパーのほうに、ちょっと入ってもらうように」とあるように、Kさん、Sさんいずれの事例においても、支援者以外の新たな人を徐々に加えようと意図していることがわかる。それでは、以下、Kさんについての語りの場面を取り上げて、詳しく検討していく。

　Kさんは、もともと男女問わず誰とでも手をつないでくる傾向にあったが、金井氏は、本人との関係が少しずつ熟してくると同時に、Kさんが金井氏を異性として意識し始めたように感じたのだという。金井

氏はこうしたKさんの恋愛感情と推察される振る舞いについて、これまで幻聴との対話のように内的言語の世界で生きてきたKさんが、現実世界のリアルな人間（金井氏）と「会話できるようになってきた」からこそ芽生えたものなのではないかと意味づけている。

そして、「できるようになってきた」という変化を捉えた金井氏は「他の支援者入れたらどうだろう」と別の他者とのつながりを提案するのである。このとき、「防御柵としてではなくて」と語っているとおり、他の支援者を加えるのは、恋愛という1対1の親密な関係性へ発展することを防ぐためではない。「僕の知らないKさんを、彼〔支援者〕は、あの、見せてくれるわけ、僕らに」（逐語録、p.73）と感謝の念を込めて語っていることから、他の支援者の参入がKさんの別の顔に出会わせてくれることを期待しているのだ。

他にも、Kさんの不眠や行動化の一因となっていた、母親による「抱え込〔む〕」形で送られていた2人の生活に変化を与え、母親と距離をおくため、スタッフは自宅への寝泊まり支援を行っていた。危険そうな動きをしても止めずに「わぁ。何しとるの、めっちゃ面白そうやん」（逐語録、p.93）と声をかけながら少し離れた距離から見守り続けたところ、Kさん本人は問題行動もなく気ままに過ごすことができたという。そして支援に入ったスタッフが「20代のOLの深夜の過ごし方」（逐語録、p.93）と表現するのを聞いた金井氏は、「彼女は彼女でOL生活をしてもらうために、やっぱ第三者が要るな」（逐語録、p.94）と、こうした支援の必要性を確認するのである。

他者を介入させることで母親とKさんとの距離を引き離すのは、空間的な距離をとることで精神的なストレスからの解放や行動化の抑制を目指すという意味もあるが、Kさんに病を抱えた利用者以外の顔をつくりだすためでもあるのだ。

また、金井氏は、複数人とドライブに出かけたとき「楽しんで過ごせることがわかった」（逐語録、p.74）と語っているように、週に1回外出するという支援を導入したり、父親と一緒にジョギングする姿を見て、「外にちゃんと行って帰ってくることができる」（逐語録、p.74）ことを確認し、外出する機会を増やすなど、**行動範囲やその内容に質的な動きをもたらすことで関わる人や場を拡大し、関係の再構築を図ることで利用者の新たな顔を見出そうとしていた。**

　こうした人と場の空間の拡大という動きは、相談の取り扱い方といったコミュニケーション方法にも影響を与えていく。これまで、「コソコソッってうちらがうかがってた」（逐語録、p.11）とあるように、人目につかないところで家族の悩みを話題にしていたのを、「オープンにして、本人も入ってもらってミーティングを開くようになった」（逐語録、p.11）と、隠し立てのない話し合いへと移行することで、**家族や支援者が維持してきた利用者の抱え込みを開くよう仕向けていくのだ。**

6. 医療から生活支援へ

　このように、金井氏が人と場の空間を拡大していくのは、利用者の自己実現や社会生活を可能にするため、家族やACT以外の人々を巻き込みながら、支え手を増やしていくという意図も存在していると思われるが、**利用者の新たな顔や側面を見出すと同時に、ACTの支援を「医療」から「生活支援」へとシフトチェンジするためでもある。**

> 金井氏：いや、でも、うーん、あのー、**生活は、ある側面から見たら、生活は成り立っていて**、で、まあ、穏やかに暮らしていて、へへ。で、かつこの人、多分、自分で好きなことできてるんだなって、ある側面から

見たら思う。こんなケースは、例えば家族。でも一緒には住めないから別に住んでる家族から見たら、もう毎日、電話かかってきて、やっかいな人なんですよ。で、近所からしてもこの人、大声出すんです、夜中に。うん。あの、やっかいな人なんです。で、支援者はその声を受けるから、うん。病状が悪化してる、になるんですね。

私：そうですね。あり得ますよね。

金井氏：うん。で、てなると、ここでささやかれるのは入院なんですよね。うん。入院か、もしくはお薬を増やす。うん。もしくは、その、訪問の回数を増やすってなる。ていうこの構図ですね。うん。そのときに、えーっと、医療機関なので。医療機関の責任が問われるって思うんです、医療機関は。はい。ACTも関係なく。うん。で、で、そうなるとどうしてもその、医療的措置に走る。だから本人にお願いをして、入院をしてもらう。そうしないとあなたはここに住み続けられないから、て、まあなる。でも本人の側面というか、本人とつくってるプラン上は、恐らくうまくいってるんです。

私：ほう。

金井氏：うん。本人が、だから、どこどこに、そう、映画に行って楽しみたい。いやいや、行ってる。で、ご飯をちゃんと、栄養バランス取って、三食、食べたい。そのためのお金を節約したい。ちゃんと実際、頑張ってる。ただただそれを遂行するにあたって、周りが迷惑がってるっていうだけなんです。で、どうしても医療っていうのは、どうしてもその、周りの心配ごと。あと自分の心配ごとの解決のために動いちゃうっていうところ、医療に限らないですね。支援者ってそういうところがやっぱりあって。で、そこにやっぱり、医療っていうのはそこにこう、何ていうか、それが正しいというか、医療だから、医療の責任とかそういう、その心配ごとにこう、何ていうかな。あの、心配ごとからス

タートした動きを正当化されやすいというか。そんなところがやっぱり
ある、あり、あり得るかなと思ってて。

　金井氏は利用者の姿を、**生活**を「楽し〔む〕」ために節約するなど
「頑張ってる」と肯定的に捉えている。そして「本人とつくっているプ
ラン上は〔略〕うまくいってる」「**生活は成り立っている**」と語られる
ように、利用者「本人の側面」から見れば、特に問題はないと感じてい
る。しかし、家族や近隣住民といった「周り」から見れば、「迷惑がっ
ている」といった側面があり、そうした声は、それが「ささや〔き〕」
という小さなものであったとしても、「医療」に届けられてしまうとい
うのだ。
　周囲の人間から発せられた「やっかいな人」という表現は、医療者が
キャッチした途端、「病状が悪化してる」という表現へと変換され、精
神科病院への入院または薬の増量、訪問回数の増加といった**医療**を呼び
寄せることへとつながっていく。医療専門職としての社会的責務が**医療**
という眼差しを強化するのだ。そして、「自分の心配ごとのために動い
ちゃう」といった不要な動きは、たとえ不要であっても**医療**であるがゆ
えに「正当化されやす〔く〕」「絶対にこけないような強制力がある」（逐
語録、p.40）という。この強制力とは「入院をしてもらう。そうしないとあ
なたはここに住み続けられないからって、まあなる」とあるように利用
者の地域での暮らしを不可能にする力のことである。
　このように、金井氏にとって、支援者や周囲の「心配ごと」からス
タートする支援と「本人の側面」からスタートする支援とでは、地域生
活を維持できるか否かに関わるという点で大きな違いがある。このため
金井氏は、「**周りの心配ごと**」という「**医療**」を呼び寄せる側面から、
「**本人の側面**」を眼差す「**生活支援**」へと視点の転換を図ろうとする。

それは、映画を楽しむといった利用者本人にとっては支障なく続いている生活を、医療が持つ権力によって奪われないようにするためである。だからこそ、金井氏の「本人が社会生活をしていく」という実践には、「医療」から「生活支援」へのシフトチェンジが目指されているのだ。

7. 支援者中心から本人中心の支援への視点の転換

　では、具体的に「周りの心配ごと」から「本人の側面」への視点の転換がどのようになされるのかみていこう。

> 金井氏：で、1個、1個の距離感みたいなのをチューニングするためのミーティングを月1回、もう毎月、毎月やってるんです。その全機関で集まって。
>
> 私：なるほど。
>
> 金井氏：で、やってきてて、まあそれによって結構、あの、もう各機関、すごくもうみんな愛してくれていて、最初は本当に、さっき言った、支援者の心配ごとを中心に解決していこうっていうミーティングだったんですけども、だんだんまあ、本人のこれからをどうするかっていう会議に変わっていって、うん、うん、うん。そうそう。「昨日、うちの職員のＡがね」つって、あのー、「殴られたんですよ」つって、「あれが前から行くからやん」つって。ハハハ。
>
> 私：アハハハ。
>
> 金井氏：そんなことを笑い話で言えるように。
>
> 私：そんなことを言えるようになった。
>
> 金井氏：もうかつては「殴られたんです」つってね。

上記は、Kさんの支援に関わっている全機関が月に一度開催するミーティングについての語りである。金井氏は、10年先という未来を見据えながらKさんへの支援を継続するなかで、行政の協力も得ながらヘルパーや生活介護の事業者を探して支援メンバーに入ってもらったり、休息入院するための病院という資源を開拓するなど、さまざまな人的・物的資源を拡大しつつ支援体制を構築していた。

　Kさんの支援では、彼女と密着しすぎると暴力行為が出現し支援者も怪我を負うため、距離感をチューニングするためのミーティングが必要なのだという。ミーティング当初は、「殴られたんです」「あの子、どういう子ですか」（逐語録, p.86）と、支援者らから懐疑的な眼差しを向けられていたKさんであったが、いつしか「もうみんな愛してくれていて」とあるように大切な存在へと変化を遂げる。このことは、利用者と多様な見方を備えた人々との直接的な関係性の場が開かれることにより、利用者の別の側面が発見され、懐疑的という排斥的要素をはらむ存在から、支援を必要とする存在へと支援者の眼差しが変化したことを意味している。

　そして、かつては殴るという行為に対して「殴られたんです」という被害者の視点から捉えていた点が、「〔あんたが〕前から行くからやん」と殴られる可能性のある位置にいた支援者側の問題であると責任の所在が変化していく。**この変化は「支援者の心配ごと」から「本人のこれからをどうするか」といった本人を中心とした支援の在り方への転換を意味しているだろう。**

　Sさんの場合も、ゴミ捨て場で出会った女性を神聖化し、女性が警察と町内会へ苦情を訴えたことを契機に、町内会長や民生委員らが総出で地域ケア会議を開催することになったというエピソードが語られていた。そのとき、金井氏は、主治医からの病状説明や長年、地域から孤立

せざるを得なかったSさんと家族の話を聴き取った上で、住民へ向けて家族の歴史を朗読したという。すると、地域の集まりに出席せず、挨拶しても無視するようになったSさんの母親へ抱いていた不満が解消されたり、産婦人科が一緒だった、子供の登下校で一緒に引率したことがあると語る住民が出てきたり、自分も障害を抱えた子がいるとカミングアウトする人も出てきたという。そして、会議の終盤で、住民から「地域で、この方をどうやったら支えるか、ってそういう会を建設的にしてきませんか」（逐語録、p.22）という発言が出たのだという。

当初は、Sさんという「危険人物」をどうするかといった周囲の困り事を発端として開催された地域ケア会議が、最終的に「危険人物っていう位置づけから要支援者」（逐語録、p.22）という位置づけへと変化したのだ。

このように、精神障害への理解は、苦悩という了解可能な水準においてもたらされる。そして、**こうした機会を開いていくことで「周りの心配ごと」から「本人の側面」への視点の転換がもたらされる可能性があるのだ。金井氏が、抱え込む形で維持してきた支援を、利用者のできるところに着目しながら地域において人と場の空間を開いていくことの理由がここにある** [3]。

また、金井氏は、インタビューの別の箇所で、ACTの本来の役割を「生活支援をじゃあやるだけじゃなくて、そこにちゃんとプランを持って、システムとしてつくる」「地域システムとしてつくる生活支援」（逐語録、p.31）とも語っていた。つまり金井氏のいう「生活支援」とは、医療専門職といった支援者だけに委ねられるものではなく、**地域という場が、そのまま生活支援としての機能を果たす仕組みを作り出すことが目指されているのだ。

8. 自分本位から自己実現に向けて

　とはいえ、金井氏の実践は、支援者の困りごとから本人主体の支援へとシフトチェンジするだけで終わりではない。金井氏の実践の目的は、「**本人が社会生活をしていくってところのゴール**」を目指すことであった。ここでいう「本人が」という表現は、単なる自己決定や先ほど検討した本人を中心とした支援体制のことのみを指しているのではない。金井氏の語りを確認してみよう。

> 金井氏：そうですね。で、最初の頃はフェルト・ニーズっていうのしかなんですけど、ここに彼（Sさん）が、本当にジャイアンのまま生きていたら、社会生活はできないですよね。なんだけど、それを、あのー、決して否定することなく、フェルト・ニーズっていうのを尊重しながら、彼に、まあ、いわば添っていく時期っていうのは絶対必要で。そうしないとやっぱり、あのー、誰もノーマティブ・ニーズを、彼にも発信ができないので。それで僕は、多分役割としてちょっと距離を。距離を置きながら、だから物理的にも距離を置いたりとか。例えば、僕は車を運転しないで行ったりとか。「きょうは車ないねん」っつって。
>
> 私：わざと、わざとですか、それは。
>
> 金井氏：わざと。この辺に車止めて歩いていったりとかしたり、きょうは公園一緒に歩いてって、パンでも食いながら、ちょっとしゃべろうかとか誘ってみたりとか。ちょっとこう、スタンスを変えたりしながらやったり。
>
> 私：はいはい。なるほど。
>
> 金井氏：まあ、してましたね。で、それでそこで、そのー、彼に、そのノーマティブ・ニーズ。あのー、外から見たらこうすべきなんじゃない

かなっていう意見も、誰かが伝えなくちゃいけなくて。でも、彼のフェルト・ニーズはこうだよねっていうのもちゃんとわかって、ノーマティブ・ニーズをフェルト・ニーズにやっぱり擦り合わされた上でニーズが出ていく。で、そのニーズが出てきた時点で、多分そのー、一般的にいうケアマネジメントの段階に入っていくんだろうと思うんです、多分。フェルト・ニーズから、ノーマティブ・ニーズがっていうところに至るまでの間の、この過程が、多分 ACT に必要な求められるところだと思うんですよ。(中略)でも、そのー、何ていうかな、ノーマティブ・ニーズをある程度本人に投げる時期だっていう、ちゃんとプランニングができていればいいんですけど。どうしてもこう、まあねえ、本人との情のつながりのところ、フェルト・ニーズに添うだけで終わっちゃうっていうようなケースも結構あるなあと思ってて。そうなるとやっぱり、あのー、まあ、本人本位だけのところ、だから本人が社会生活をしていくってところのゴールとは、ちょっとずれていっちゃって。本人が、病状が悪化しないように、えー、生きていくっていう方向性にこう、かじが切られちゃうというか。フェルト・ニーズだけを取るっていうふうにはちょっとなりますよねえ。

　フェルト（felt）・ニーズとは、本人が自覚しているニードや欲求のことであり、ノーマティブ（normative）・ニーズは、専門家などが社会的な規範や基準に照らすことで顕在化するニードのことを指す 4)。そのため、金井氏は、Ｓさんについて「ジャイアンのまま生きていたら、社会生活はできない」ので、「外から見たらこうすべきなんじゃないかな」といった意見を「本人に投げる」または「突きつける」(逐語録, p.11) のだという。つまり、「社会生活」の「社会」には、社会の構成員として遵守すべき行為を規律する規範的意味が込められているだろう。

このときの投げ方、突きつけ方は、わざと車を運転しないといった、欲求を完全には満たさない距離感のある関わり方であったり、お金の使い方について、それで問題ないか問いかけるといった「現実を一緒に考えていくところに参加してくれる」(逐語録、p.11) ことを目指した声かけである。現実を一緒に考えていくことは、金銭面や外出面にとどまらない。アトピーを自己治癒力で治すと大声で叫んでいたことに対して、「今週、体に優しいことしたかなぁ」と問いかけつつ入浴や軟膏塗布を勧めるというように、状況に適した判断を伝えたり、薬を自分で内服できるようになって欲しいという家族の願いを、そのまま突きつけることもあるという。

　こうした現実に直面する経験というのは、利用者にとっても「自分の部屋で布団かぶってワーッて叫んで」(逐語録、p.16)「家庭のことまで、差し込んでこないでくださいって（中略）怒ったりもする」(逐語録、p.12) とあるように、簡単に受容できることではない。しかし金井氏は、こうした利用者の反応を、精神症状という事象に還元するのではなく、「虫の居所」(逐語録、p.12、p.14) と称し、機嫌の良し悪しという眼差しで捉えながら、離れることなく適度な距離を保ち応答し続けるのだ。

　p.111 の引用でも「わがまま放題」「ジャイアン」と称された S さんの姿で確認したとおり、社会生活を営むためには、自己の肥大した欲求のみで生きていくことは難しい。加えて利用者自身も、自らの欲求を正しく認識し表出することができないときもあるだろう。こうした点を踏まえると、「地域でどういうふうに生活したいのか」という「**自己実現**」(本書 p.114) を支えるために、関係性を構築してきた支援者が「ノーマティブ・ニーズをある程度本人に投げる」役割を担いながら、現実を一緒に考えていくことが重要であることは間違いない。

　そして、ここで興味深いのは、金井氏にとって「病状が悪化しないよ

うに、えー、生きていくっていう方向性にこう、かじが切られちゃう」
と語られるように、フェルト・ニーズだけに沿い続けることは、病状の
悪化を防止するといった医療的な眼差しが持ち込まれる生き方を支援す
ることを意味している点だ。

　金井氏にとって「社会生活」というのは、あくまで「医療」と切り離
されていなくてはいけなかった。「ノーマティブ・ニーズをある程度本
人に投げ」るというのは、「本人が社会生活をしていく」という目標に
向かって「医療」から「生活支援」へとシフトチェンジする意味におい
ても重要な意味を持つのだ。

　さらに、この「医療」とは一線を画す「社会生活」の「社会」が現実
を示す一方、「生活」には「楽しんで過ごせる」（逐語録, p.74）、「映画に
行って楽しみたい」（本書, p.120）、「本人がもうちょっと楽しめる場が広
がると（中略）いいなあ」（逐語録, p.17）といった享楽が含まれている。そし
て「ノーマティブ・ニーズをフェルト・ニーズにやっぱり擦り合わされ
た上でニーズが出ていく」とあるように、「本人が社会生活をしていく」
際の「本人が」という表現には、「本人本位」から脱却した「自己実現」
という名の夢や希望を持つ主体という意味が含まれているだろう。

　ACT の利用者は、重度であるがゆえに自己実現という目標からはほ
ど遠い状態にあるのではないかと感じられるかもしれない。しかし、金
井氏が述べていたとおり、「いつかどこかのステージでは多分、絶対口
にする」のだ。その時期がいつになるかは不明であるが、必ず到来する
という意味において「多分、絶対」と語られる。金井氏は、こうした未
来に備えて、利用者の夢や希望を支えることができるよう、医療から生
活支援へのシフトチェンジを図りながら「地域システムとしてつくる生
活支援」を目指して支援を展開していた。

9. 保護的な支援からの脱却

　以上をまとめよう。金井氏の実践は、「本人が社会生活をしていくってところのゴール」を目指しながら、「関係づくり」「ACT だけでは支えられない」「人と場の拡大」「医療から社会生活へのシフトチェンジ」「自己実現」というモチーフにより以下のように成立していた。

　金井氏は、社会から孤立する形で存在していた利用者に対して、振り回されるぐらい寄り添い続けることで支援者として認識される関係づくりを醸成していた。そして、長期的な視点を踏まえつつ「ACT だけでは支えられない」という支援の限界を起点として、地域の多様な人との出会いや出入りする場を拡大しながら、利用者以外の顔や側面を見出すことで、地域生活システムの構築を目指すべく医療から社会生活へのシフトチェンジを図っていた。さらに、自分本位からの脱却を目指すべく現実を提示しながらいつか到来する「自己実現」を支えることができるような支援を展開していた。

　金井氏の実践の成り立ちを可視化することで見えてきたのは、ACT の理念でもある、リカバリーを具現化していくその在り方であろう。ACT サービスの根本的な目標は、本来、障害を抱えながらも希望や自尊心を持ち、可能な限り自立した生活をおくる術を学ぶというリカバリーの過程を支援することである。

　しかし、三品（2013、p.439）によると、日本の ACT 支援はリカバリーへの道の途中で立ち往生している利用者が多いとし、その理由の 1 つにリカバリーという目標を掲げることはできても、その言葉の意味を十分検討し、消化し、共有することができていないことを指摘している。この背景には、医学モデルに染め上げられた精神医療への依存から、利用者の回復のイメージがつきにくく、具体的な実践方法を描きにくいと

いう問題が潜んでいるだろう。梁田（2018）も、支援者が利用者の可能性や強みには着目できるが、彼らのなかにある弱い部分についても認めていく姿勢を兼ね備えていなければならないことを指摘していた。つまり、リカバリーといった概念を支援者にとって都合のよい道具として用いることの弊害について警告を鳴らしている。

　上記を踏まえると、ACT 実践において確かにリカバリーという理念は、支援の方向性を基礎づける重要な概念として ACT スタッフらに意識化されているが、どのように実践に落とし込んでいくのか、この辺りはスタッフ個々の経験として片づけられ、共有されていない可能性があるということであろう。ましてや、スタッフ 1 人 1 人の経験によりリカバリーに対する意味づけも異なる可能性があることを踏まえると、共有化の機を逸することは、ACT チーム全体の質にも影響を及ぼす恐れがあるのではないだろうか。

　今回、金井氏の実践における利用者のリカバリーとは、金井氏または ACT スタッフといった支援者のみで達成されるものではなく、地域という場における人々の眼差しの転換が不可欠であった。そして、こうした眼差しは、利用者の多様な顔や側面を見出すという動的なプロセスを経て、支援者側ではなく利用者を中心に据えた支援への転換により生み出されていた。

　金井氏の実践は、強力なホールディング機能を有する ACT 実践を、本来の目的であるリカバリーの実現に向けて、どのように具現化していくかを示してくれた。それは、医療者を中心とした保護的な支援から、利用者を中心に据えた社会生活へのシフトチェンジを図ることで成り立っていたのだ。

第 6 章

精神医療の専門性をつくり変える

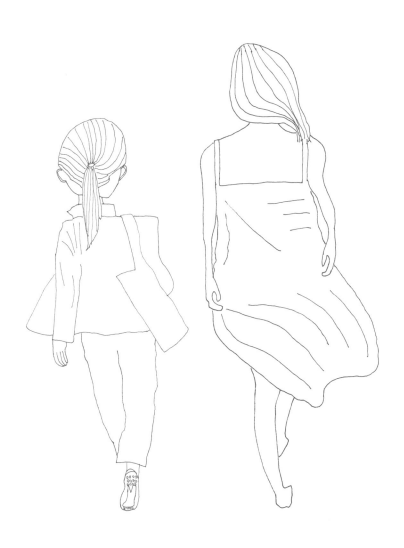

1. 維持・管理から離れて発揮される専門性

　精神症状の出現に対して、薬ではなく神社のお札を活用する。関係性の構築を図るために、シイタケの原木やたこ焼きを持ち出す。本書のねらいは、こうした医療と形容するには憚られる実践のなかに、精神医療の専門性を炙り出すことであった。

　私も当初は、これらのユニークな実践を個々の個性や感性という表面的な水準でしか捉えきれていなかった。しかし、実践者１人１人の即興的な語りを丁寧に見ていくと、利用者のリカバリーを目指し主体化のプロセスに伴走するという、まさに精神医療という名に相応しい実践を展開していたことがわかってきた。

　安里氏の実践は、利用者と苦楽を共にし、彼らの素の姿が見えてくるという見え方の変化が地域生活支援を可能にすることを示していた。大迫氏は、安心感の醸成を優先し、医学モデルの代名詞である薬物療法と、お札のような非科学的な事物を同等に扱うという実践を展開することで利用者との関係性を構築していた。高木氏は、精神症状ではなく困りごとに着目し、抑圧的なコミュニケーションに陥らないよう、関係性を反転させながら実践を組み立てていた。福山氏は、意味のある支援を目指し、利用者自らが苦労するという経験を通して、責任を負う力を育んでいた。金井氏は、地域生活システムの構築を目指し、医療から社会生活へのシフトチェンジを図りながら、利用者の自己実現を目指していた。

　いずれも、精神症状や内服状況の確認といった地域生活の維持・管理を主軸とした実践からは大きくかけ離れていた。支援開始直後、振り回されるような主客転倒の関係性のなかで育まれる安心と信頼という感覚、そして利用者への眼差しの変化。医学モデルよりも人間らしさの本

質や日常の良識に目を向けながら、利用者自ら思考し、責任を負い、夢や希望といった自己実現を目指しながら地域で自分らしく生きることを支える。これら利用者の主体化へのプロセスを支援することこそが、地域生活の"維持"から"リカバリー"という状態へと方向づけていくための分岐点となっており、結果として利用者の精神症状の安定をもたらしていた。

　以下、上記で示した概要の具体的内容を確認しながら、炙り出された精神医療の専門性について考えてみたい。

2. 支援の出発点としてのホールディングと 苦楽を共にするという経験

寄り添うことで醸成される安心・信頼感

　ACT スタッフらは、支援開始直後、世界へ疑念の眼差しを向けながら生活する当事者に対し、支援者として受け入れてもらえるよう安心感を重視し、当事者の興味や関心に焦点をあてながら、信頼という感覚が芽生えるように関係づくりを行っていた。この関係性は、利用者が現実世界で遭遇する苦労に寄り添い、振り回されるくらい応答し続けることで醸成されていた。なかでも利用者が支援者を振り回すという主客転倒の経験は、結果として支援者への信頼を生み、利用者が支援を受け入れることに寄与していた。

　こうした支援者が当事者を抱え、受け止め手としての役割を果たすことの重要性については、古くからウィニコット（Winnicott、1954/1990）をはじめとする精神分析家たちにより繰り返し言及されてきた[1]。ウィニコットらは、攻撃性や行動化は、内向から外の世界へ向かって方向転換

するという指向性を含むため、回復過程に欠かせない1つの現象だという。このことは、回復を支え、地域での暮らしを続けていくためには、攻撃性や行動化を肯定的に容認できる支え手の存在が必要であることを意味している。まさに、安里氏が「それでも支えてくれる人が居るってところの安心感」（本書、p.30）を醸成していたように、また、金井氏があえて振り回されるという、意図を込めた関係づくりを行っていたように、振り回されつつ受け止める実践というのは、利用者のリカバリーを目指す支援において欠かせない営みなのだ。

　しかし、こうした知見がすでに存在するにもかかわらず、臨床においては、利用者の攻撃性や行動化を精神症状の悪化と意味づけたり、利用者に振り回されるのは、彼らの依存傾向をエスカレートさせるため不適切な対応であるとして、利用者と適度な距離を置く実践者が少なからず存在する。彼らの思考にあるのは、利用者に"巻き込まれ"てはいけないという強固な妄信である。利用者の依存傾向を助長させる恐れのある"巻き込まれ"は、病の増悪につながるため専門職としてあってはならないということである。逆に、このような状況を冷静に分析し距離をおける眼差しこそが専門性であると意味づけている場合が多い。こうした妄信を補完するために用いられるのが、医学モデルによる解釈である。

　患者の攻撃性や行動化を回復過程における現象ではなく、医学モデルを用いて精神症状として対処しようとするのはなぜだろうか。おそらく、支援者側の意識の根底に、治療するのは専門職側であるという使命感を帯びた優位性があるためではないだろうか。加えて、本書の「序章」で指摘したように、患者と医療専門職の関係性が非対称性をはらんでいる現実を踏まえると、支援する側にとって都合のよい解釈を持ち込んでいる可能性は否定できない。専門職として"巻き込まれ"ることへの不安を、医療的な雰囲気を漂わせただけの薄っぺらな専門性で覆い隠

すことで思考を停止させているのだ。こうした専門職側の一方的な眼差しは利用者を客体化し続ける力を持つため、病者というカテゴリーからの脱却を難しくさせるだろう。

　もちろん、支援関係においては、利用者と自身の間で何が起こっているのか冷静に分析できる眼差しも必要であろう。ただ、ここでいう冷静な眼差しというのは、利用者を客体化し続ける冷たい眼差しではない。利用者に振り回されたり、巻き込まれることの意味をしっかり感じとることができる、ゆとりある温かな眼差しである。このゆとりこそが、利用者と支援者の未来を見通すために必要な空間であり、混沌とした現状を受け入れるための強さをもたらす源泉だろう。

苦楽を共にする経験がもたらす見え方の変化

　主客転倒の関係性のなかで苦楽を共にするという経験は、単に利用者の安心や信頼関係の醸成につながるだけではないようだ。この経験は、支援者側にとっても大きな意味がある。答えを先取りするなら、①精神疾患という病の影響が背後に退き、利用者の健康的な側面や人間らしさの本質が前面に浮上するという利用者への眼差しそのものが変化すること、②看護師や精神保健福祉士といった属性を超えた１人の人間としての出会いの契機をもたらすこと、この２点があげられるだろう。

　振り回される過程において支援者は、タクシーの無賃乗車や飲酒による転倒と救急搬送（安里氏）、大声を出すことでアパートを追い出されたり（大迫氏）、無銭飲食やATMを壊し警察沙汰になる（福山氏）など、さまざまな苦労を共有していた。もちろん、苦労だけではなく、一緒に畑仕事や魚釣りに出かけたり、食材を購入し、飲食を共にしたり（大迫氏）、カラオケやボウリングに一緒に行く（金井氏）といった、享楽を含

む時間も共有していた。

　こうした苦楽を共にするという相互的かつ直接的な経験は、大迫氏が「安心感が、支えてくれるって、本人が思った段階で落ち着いてきますよね」(本書、p.56) と語ったように、信頼という感覚をもたらす一方で、病の影響ではなく素の姿が見えてくる (本書、p.36) という、利用者の行いを人間らしさの本質として捉えることを可能にしていた。加えて、「今こんなことするはずがない」(本書、p.36) といった、病の影響を排除した上での判断を可能にする眼差しを獲得させていた。

　つまり、地域生活を送る上で生じるさまざまなトラブル、苦労を身近で見続け一緒に伴走するという経験の蓄積は、利用者の精神症状を医学モデルに基づく事象として取り扱うことから離れ、彼らの寂しさや苦悩の表出であると解釈したり、健康的な素の側面が見えてくる可能性に寄与するのだ。

　人類学者であり精神科医でもあるクラインマン (Kleinman、1988/1996) は、生物医学モデルに依拠し治療者らの視点から捉えられる科学としての「疾病」と、その病を生きる当事者側の視点から捉えた「病い」という概念を区分したが、精神医学においては、診断から治療結果の評価に至るまで、すべてが、文化的カテゴリーや社会的に構成された解釈過程のふるいにかけられており、つまりそれらは「ある個人の経験に対する1つの解釈」に過ぎないことを指摘している。そして、「解釈こそが鍵」であると述べ、人間らしさの本質的な状態を医療化しようとする官僚主義的発想の高慢さに異議を唱え、専門家はもっと謙虚さを示すべきだと指摘した (Kleinman、1988/2012)。

　この点を踏まえると、長く病院中心主義であった日本の精神科医療において、地域という場で重度の精神障害者を支援し続けるためには、クラインマンが指摘したとおり、精神症状をどのように眼差し解釈するの

か[2] が、継続の可否を左右する分水嶺となるだろう。もし、精神症状という事象に対する多様な意味づけができなければ、利用者への信頼を欠き、監視や支配という医療者にとって都合のよい眼差しを引き寄せることになる。その結果、精神科病院で慣れ親しんだ支援と同じ構造を復活させる可能性があるのだ。

　また、このように現実世界において"一緒"に伴走するという経験は、利用者にとっては孤独であった妄想世界から脱出する契機となりうるのはもちろん、スタッフにとっては、患者と医療専門職という属性を超えた出会いをもたらし、1人の人間として理解し合うことを可能にしていた。言い換えれば、同じ人間として触発され情動が動かされる機会に遭遇するということであろう[3]。福山氏が、感情のコントロールができない利用者の姿にもらい泣きをしたり、大迫氏が、利用者と一緒に喫煙すること[4] で、普段口にしないような話を聞くことができたことがそれにあたる。

　このように、振り回されるくらい寄り添い利用者と苦楽を共にするという経験は、利用者への眼差しを変化させ、結果として地域生活を支え続けることを可能にするのだ。スタッフの眼差しは、大迫氏が「魔法のものないですよ」（本書、p.58）と語っていたように、利用者との地道な関係の積み重ねによって育まれ、そして変化していく。そう考えると、重度の精神障害者への地域生活支援における専門性とは、専門職のみの閉じた関係性のなかで観念的に構築するものではなく、利用者である彼らから与えられ、共に育んでいくという経験のなかから立ち上がるものではないだろうか。

3. 地域生活の維持という状態からリカバリーへの転換

医学モデルという価値の優位性を下げる

　とはいえ、利用者に振り回されるくらい寄り添い続けるだけでは、利用者のリカバリーには届かない。この点について、金井氏は、こうしたホールディング機能を有する支援の永続化によって、ACTが「悪質」へと変質することを危惧していた。つまり、リカバリーではなく、地域という空間において利用者を保護し続ける、まさに「壁のない病院」と類似した構造をもつ援助へと成り下がる恐れを有しているということだ。そして保護し続ける実践は、医療従事者や社会の側にとって都合のよい状態をつくりだし、利用者中心の支援という意識を低下させていく。

　ここでは、ホールディング機能を有する支援からリカバリーへと方向づけていくための分岐点となる、医学モデルという価値の位置づけについて検討してみよう。また、ホールディングからリカバリーという一連の実践について、利用者ならびにスタッフの主体化という側面からも言及する。この一連の実践が、利用者の地域生活を"維持"という現状にとどめるのか、それとも、リカバリーへと方向づけていくのかの鍵となるだろう。

　まずは、医学モデルという価値がもたらす負の側面や、人間らしさや日常の良識といった別の価値との関係性について確認し、その上で、医学モデルの優位性を下げた精神医療の専門性とは一体何を指すのか考えていきたい。

❶地域生活支援における医学モデルの負の側面

　ホールディングを出発点としたACTスタッフの支援は、その後、利

用者のリカバリーを目指していくが、その間、精神症状だけに目を向けたり、積極的に薬物療法を行使するといった医学モデルに依拠した実践を差し控えていた。例えば、信頼関係が芽生えるまでは薬物療法の話題を出さなかったり、白衣や聴診器といった医療を連想させる道具を使用するか吟味するなど、あえて医療を前面に出さないよう努めていた。なかでも、大迫氏は、最も医の論理が強固に働く保護室という空間においてさえ、薬物療法と神社のお札を同等に扱い、状況に応じて自由に活用していた[5]。

　精神科病院で働いた経験のある専門職の方であれば、保護室入口の壁にお札を貼付するという異文化融合さながらのこの試みが、いかに難しい行為なのかよくわかるであろう。また、スタッフのなかで唯一処方権を有する精神科医の高木氏も、薬物療法の効果は認めつつ、薬をあくまで他者と会話するといった社会生活を営むための道具という位置づけで活用していた。

　こうした実践は、医学モデルに基づく症状観察や服薬管理といった従来支持されてきた支援観からかけ離れている。もちろん、ACT の対象者の多くが、重度の精神障害を抱えており丁寧な関係づくりが求められることや、かつて経験した医療への不信感を払拭すべく、医療を彷彿させる行為を差し控えていたこともあるだろう。

　しかし、今回、注視すべきなのは、金井氏の語りにあったとおり、医学モデルに依拠した眼差しが内包する正当性によって、医療が容易に引き寄せられ、それにより地域生活の継続が不可能になるという点ではないだろうか[6]。加えて、事象をカテゴライズする科学-論理的思考様式のパターン化が、利用者の客体化を生みだす可能性があるという点も問題となるだろう。

　まず、前者の問題について、金井氏の実践では、利用者の主体化が図

れなければ周囲の困りごととして医療が発動し、容易に精神科病院への入院という道筋が開けてしまうという構造が語られていた。また、福山氏の語りでも、暴力といった行為を精神症状と片づけ精神科病院への入院ならびに保護という形で対応するだけでは、利用者に責任を返す機会を失うということが語られていた。つまり、医学モデルに依拠した実践を中心に展開するということは、支援の場を精神科病院という医の論理が具現化された空間へ移すことを容易にし[7]、苦楽を共にする機会を失い、ひいては、利用者の主体化を損ねることにつながる恐れがあるのだ。

精神障害者の治療の場については、精神科病院か地域かという場の選択に関する議論に集約されていく風潮が見受けられるが、主体化という利用者を中心に据えた支援の可能性という観点からの議論も欠かせない。ACTスタッフは、こうした正当性をはらむ医学モデルの強さと影響力を感じており、利用者との関係性やリカバリーに支障をきたす可能性があるからこそ、医学モデルにもとづく専門性を安易に持ち込んでいないと考えられる。

次に、医学モデルに代表される科学−論理的思考様式がもたらす問題について確認する。1970年代に起きたイタリアの精神医療改革を経験した心理士のヘンリー（Henry, 1988/1992）は、20年にわたる実践を通じて、進歩的であるはずの専門家でも、訓練を受けていないスタッフであっても、観念論的分析に能力を使い果たすことで、新しいコミュニティが従来どおりの施設に戻る危険性があると、専門職の能力の限界を指摘していた。つまり、医学モデルに代表されるような論理−科学的な思考様式を持つ知の道具は、事象をカテゴライズすることで、一定の状況を理解することには役立つものの、使い方を誤れば、事象を客体として眼差し、支配するための道具と化してしまう可能性を指摘している。ここでいう使い方を誤るとは、状況理解のために用いていた道具を、今度はそ

の道具の精度を追求するようになるといった、目的と手段が入れ替わる状態のことを指す[8]。精神症状を観察できる医療専門職の知識や能力は、利用者の主体化を目指すという責任において使用されるべきであり、精神症状を管理するための道具として活用すべきではないのだ[9]。

❷ 医学モデルという価値の低下
──人間らしさや日常の良識、生活という価値の浮上

　長年、生物医学モデルをベースとした思考様式に慣れ親しんできた医療専門職らにとって、医学モデルの優位性を下げつつ、それを実践に落とし込んでいくことは容易ではないだろう。では、本書で取り上げたACTスタッフらは、いかにして医学モデルの優位性を下げていたのだろうか。

　ポイントとなるのは、精神科医の高木氏が薬物療法を他者との付き合いを可能にするための道具と位置づけていたように、医学モデルを1つの価値と捉えて距離を置いていたという点ではないだろうか。その上で、人間らしさや日常の良識といった別の価値と医学モデルを同等に扱い、状況に応じて適切に活用するという価値の遠近法的眼差し[10]を持ち込んでいた。そして、大迫氏の「薬よりもお札やったんや」（本書、p.52）という語りにあるとおり、薬物療法以外の方法でも対応可能であることを知るというポジティブな経験が、薬物療法への価値の変容をもたらしていた。つまり、この価値の遠近法的眼差しは、医学モデルに対する価値の変容をもたらす経験を経ることで生まれるといえる。

　先ほども述べたとおり、そもそも、医療専門職は、国家資格を取得するための教育課程において生物医学モデルをベースとした自然科学的なものの見方や技法をすでに身につけている。そのため、彼らは、特に異常がなく健康体であったとしても、問題や異常を積極的に見出し"病

い"として価値づけることのできるポテンシャルを持つ[11]。ここには、患者は何かしらの違和を感じ医療機関を訪れるのだから、何らかの問題を抱えているはずだという先入観や、医療専門職として期待された役割を全うしなくてはいけないという使命感があるかもしれない。医療専門職らが身につけていく生物医学モデルという眼差しは、病状を見定め判断し治療にあたるという医療の正当性を支える基盤となっているが、ときには、認知の歪みをもたらす恐れを有しているのだ。

　この点を踏まえると、ACTスタッフらも、医療専門職であるがゆえに容易に医学モデルの眼差しを持ち込む可能性を秘めた存在であるといえる。であるからこそ、前節で確認したように、一緒に苦労するという直接性の経験を通して、精神疾患を抱えた患者という単一の存在としてではなく、歴史的存在として利用者個々の姿が見えてくること、さらに、医療従事者の多くが信じてやまない薬物療法以外の方法でも対応可能であるという経験を積むことが何より重要なのだ。こうした経験こそが、医学モデルという価値を状況に適した方法で活用することを可能にする。

　そして、医学モデルの優位性の低下と共に見えてくるのが、人間らしさの本質や日常の良識、生活といった別の価値観であろう。米国の脱施設化を指導してきたモシャーとブルチ（Mosher & Burti、1989/1992）も、地域精神保健における基本原則として「私たちが支持するのは、日常のありふれた言葉と日常の良識である」（同、p.19）と述べていた。ヘンリー（Henry、1988/1992）も、専門職の能力の限界を示した上で「人間存在の普通の日常的な特質を分析して、はじめて、例外的なものや逸脱した特性へと目を向けることができるのだと、ますます強く確信するようになった」（同、p.130）と述べ、普通の人々の日常生活を理解することに焦点をあてることの重要性を強調していた。地域生活支援に携わってきた実践

家たちが、長年の経験から導き出したシンプルかつ重要なメッセージである。

　まさに、大迫氏が、不安や寂しさ、心配、安心といった「人としてあたりまえ」の感覚を実践の軸に据えていたように、人間らしさの本質や日常の良識、生活といった価値を実践の軸に据えることが、地域生活支援における専門性の基盤と成りうることを示唆しているだろう。大迫氏が語っていた「人としてあたりまえ」（本書、p.48）の感覚とは、単にヒューマニズムといった上辺だけの話ではないのだ。

❸ 新たに浮上する精神医療の専門性

　ここで、再び、あの問いに戻ろう。つまり、医学モデルの優位性を下げた精神医療とは一体何を指すのか。精神医療という名の下で展開される実践内容ならびにその支柱となる専門性とは一体何なのか。この問いは、精神医療の専門性とは何かという問いへと接続していく。

　ここまでの議論を踏まえるなら、医学モデルの優位性を下げた精神医療とは、序章（本書、p.19）で言及したように、医療を抑圧の道具として自己批判する反精神医学の立場をとったり、「クライエントこそが専門家」であるという都合のよい援助関係論（稲沢、2017、p.123）に納得し、医療そのものを手放すことではないのは明らかであろう。専門的知識と技術を有する医療専門職である以上、完全なる素人として関与することも不可能である。もちろん、白衣や血圧計といった医療道具を活用すれば"医療"を施したことになるといった単純な話でもない。

　重要なのは、医学モデルを背後に携え、これを道具として状況に応じて自在に活用できることではないだろか。前節でも述べたように、人間らしさの本質を安易に医療化しないためには、こうした力が必要となる。

　もちろん、医学モデルという道具を状況に応じて自在に活用するため

には、道具そのものを熟知した上で吟味する力が欠かせない。熟知するための基盤となるのが、専門的知識と技術であり、吟味するために欠かせないのが、状況に適した方法を意図的に選択し行為につなげる力であろう。加えて、こうした選択を可能にするのが、苦楽を共にしてきた利用者との時間や医学モデルに対する価値の変容をもたらす経験の蓄積であり、この経験は、専門的知識や技術を誰の何のために使用すべきなのかという方向性の見定めを可能にし、利用者中心の支援へと方向づけていくための原動力となる。

　このように、地域生活支援において必要な精神医療の専門性[12]とは、医療者中心ではなく利用者中心の支援であることを踏まえた上で、医学モデルとそれ以外の価値を同等に扱い、状況に応じて活用できる力であるといえるだろう。まさに、大迫氏がお札やシイタケの原木を活用したように、高木氏がACT実践を必然ではなく偶然であると位置づけることで暴力的なコミュニケーションに陥るのを回避していたように、精神医療の権力性をずらし余白を生んでおく謙虚さが必要なのだ。

　そして、この謙虚さをまとった上で、1人の人としての理解を可能にする実践を組み立て、彼らの主体化を目指さなければならない。地域生活支援に必要な精神医療の専門性とは、このような眼差しを込めた行為にこそ宿る。

利用者の主体化を図る

　さて、ここまで、利用者の地域生活を、ホールディング機能を有する支援からリカバリーへと方向づけていくための分岐点となる医学モデルという価値について検討してきた。

　ホールディングからリカバリーへと続く一連のACT実践というもの

は、利用者の主体性を回復するという、まさに利用者の主体化へのプロセスを支える支援であった。加えて、利用者の主体性の回復を支援するためには、ACTスタッフ自身も主体性を発揮できなければならないことが見えてきた。以下、利用者の主体化とスタッフの主体化、この2点について確認していく。

　クライエントの主体性を尊重するというのは、特にソーシャルワークの領域において重要な価値とみなされてきた。岩本（2007）によると、社会福祉援助における主体性とは、個が重視されつつも、①自由で、意思を持ち、理性的に、能動的に行動するという近代的人間像による、②自己選択、自己決定、参加の行いを中心として語られてきたと整理されている。

　本稿で目指されていた主体化というのも、安里氏の「1人で考えて生活する」（本書、p.28）や、福山氏の「自分で責任を取っていく」（本書、p.101）という語りにあるとおり、判断能力を備えた近代的人間像を彷彿とさせるが、それだけではなく、自己実現や社会で生きることを楽しむといった享楽を含む生き方をも内包していた。享楽を享受するためにも、主体性を回復し、自らで選択できる状態へと自己変容を遂げることは重要であろう。また、このような主体化を目指す過程において遭遇する苦悩を、現実世界において一緒に経験するということは、病の世界へ埋没することを回避し自己を客観視できる健康的な視点をもたらす。

　幻覚や妄想状態といった非現実的な世界観を経験する利用者にとって、客観的視点を持って自己を眼差すことのできる力というのは、事象から距離をとり、混沌とした世界をコントロールする可能性を開き、ひいては精神症状を軽減させることに寄与するだろう。つまり、利用者の主体化へのプロセスを支援することが、結果として精神症状の安定をもたらす可能性があるということだ。

また、安里氏が、長年勤めていた精神科病院を辞め、ACT で働きはじめた当初、侵襲的な関わりをすることで関係を拒絶されたという経験をしたように、地域という場における支援とは、支援者が彼らの生活をくまなく管理するのではなく、利用者自身、自分で考えて生活することが可能となるような支援であるべきであろう。何度も強調するが、そうでないと、24 時間 365 日という隙間のない支援である ACT は、金井氏が「悪質」(本書、p.114) という表現で利用者を抱え込むことの弊害を危惧していたように、単に病院の外である地域に、病院の医の論理が具現化したものを別の形で再現したに過ぎなくなる。ACT で働くスタッフらは、ACT 支援という枠組みそのものが、単なる地域生活の維持や「壁のない病院」へと逆行してしまう可能性をはらむことを自覚しておく必要がある。だからこそ、1 ～ 5 章で紹介した ACT スタッフの支援は、十分なホールディングを経たのちに、精神症状への対処ではなく彼らの苦楽に伴走しながら思考を促したり (安里氏)、責任を返したり (福山氏)、自己の欲求をあえて充足させない (金井氏) といった、主体化を促す実践を展開していたのだ。

　一方、ここで目指されている主体化とは、単に判断能力を備えた自己決定できる自律した人間像にとどまらない可能性がある。大迫氏が、安心という感覚を軸に据えて支援し続けることで、利用者の「目覚めたニーズ」(本書、p.60) が出現したり、金井氏が、振り回されるくらい寄り添いながら利用者がいつか口にする「自己実現」(本書、p.114) をキャッチできるよう支援体制を構築していたように、回復には、他者から支えられてきたという経験を必要としていた。また、金井氏は、利用者の支援を ACT スタッフ以外の人々へと開き、システムとしての生活支援の構築を目指すことで利用者の主体化を図ろうとしていた。つまり、ここでいう主体化とは、他者や周囲とのつながりや関係性の変化をはらむも

のであり、個人で達成しうるものではないということだ。

　言語学者の岡本（2010）は、イタリアの地域精神保健サービスを視察した上で“支援する”ことの先には“自立させる”こと、究極的には“支援しなくてもよい”状態にさせることが目指されているとし、これを「自立と支援の弁証法」と呼んだ。そして、人間が1人でいることが可能になるためには、複数の場において立ち現れる複数の自己を引き受ける“一緒”という空間が必要であることを指摘している。

　利用者の主体化のプロセスに伴走するACTスタッフの一連の実践は、こうした複数の自己を引き受ける場としての役割を担っていたともいえるのではないだろうか。対象者は、こうした支援を経て、精神病患者というカテゴリーから精神医療を利用する利用者として、さらには、地域で暮らす一市民へと位置づけられる。利用者のリカバリーとは、精神病患者というスティグマからの脱却をも内包するのだ。

　地域精神保健活動の運営原則の1つに「地域精神保健に市民および消費者が参加していること」（Mosher & Burti、p127、1989/1992）というものがある。このように、利用者の支援を専門職以外の人々へ開くということは、地域において利用者を中心とした生活支援が構築されることはもちろん、精神医療制度が専門職だけに任された領域であってはならず、社会全体を視野に入れる必要があることを示唆しているだろう。

スタッフの主体化

　しかし、精神医療の問題を医療専門職だけに閉じることなく広く社会を視野に入れることが重要だとしても、これは医療専門職が自らの責務を放棄するということではない。むしろ、ACT実践において利用者の主体化に伴走することを可能にするためには、支援者自身も自らの役割

を超えて1人の主体として利用者と出会うことが必要だろう。そのためには、自らの職務に固執することなく柔軟に行動する力が欠かせない。加えて、医療専門職が負うべき責任の範疇や対象を見誤ることなく、スタッフ自らも判断し能動的に行為するといった自律性をはらむ主体性が不可欠である。

　今回、本書に登場したスタッフ以外からも、医師や看護師、精神保健福祉士といった職権に基づくヒエラルキーに従属し自らの役割に固執していては、柔軟性を欠き、医学モデルに固執する視点を生み出し、結果として地域生活支援の継続を困難にすることを示唆する語りがあった。

　イタリアにおいても、公的な精神病院を廃止し地域精神保健へと舵を切るなかで、最も抵抗を感じていたのが、元精神病院に勤めていた看護者たちだったという衝撃的な報告が存在する。看護者たちは、元精神病院における権限と役割を喪失し、新たな責任と能力、自律を要求される地域での新しい仕事に抵抗を示したというのだ（Henry, 1988/1992）。

　つまり、精神科病院から地域という空間へと実践の場を移すためには、自ら判断し能動的に行為するといった主体性が必要であること、また、この主体化を可能にするためには、専門職としての専門性を指す専門職的自律性を必要とする[13]ことを示しているだろう。

　しかし、ここで思い起こそう。これまで見てきたとおり、精神科病院から地域へと支援の場を移したACTスタッフらは、皆、生き生きと水を得た魚のように自由に働いていた。そこには、スタッフ自ら判断し支援内容を自由に創造できるという喜びや、支援の影響が直接跳ね返ってくることによって得られる確かな自己効力感がある[14]。まさに、医療専門職自身も規範や制限から解放されることで、専門職としての主体化を図る出発点に立つことが可能となるのだ。そして、支援の宛先を見失うことなく、専門性を高める方向性を正しく見定めていくことで、医療

にとって都合のよい支援からの脱却がもたらされる。まさに、利用者中心の支援を構築するためには、スタッフの主体化が欠かせないのだ。

　また、ACT実践における専門性には、医学モデルという価値に対する遠近法的眼差しが必要であることを踏まえると、スタッフの主体化には、専門職的自律性の向上を図ると同時に、自らの職種や医学モデルに固執しない柔軟性を兼ね備えるという矛盾した在り方が必要となる。

　イタリアの精神医療改革に伴走してきた精神科医のデッラックゥアとメッズィーナ（Dell'acqua & Mezzina、1988/1992）も、スペシャリストが活躍する多様で複雑なモデル下における精神医療サービスというのは、柔軟性が欠けているため、患者を複雑な全体として認識することができず[15]、単純化した還元主義をとる傾向にあることを指摘していた。医療の高度化による専門分化[16]がかえって利用者を全体として捉え損ねるのだ。

　このように単純化した還元主義の先にあるのは、利用者を精神医療サービスの必要な客体として位置づける医療専門職の一方的な眼差しであろう。こうした眼差しのもとで展開される精神医療は、地域生活の維持には対応できるが、利用者の主体化に伴走できる力を保持していない。

4. 専門性の方向を見定める

　ここまで、ACTスタッフの実践の成り立ちを手掛かりに、精神医療における専門性について検討してきた。

　ACT実践と出会った当初は、ユニークかつ複雑そうに見えた彼らの実践も、現象学的手法を用いて分析を進めていくうちに、彼ら1人1人がどのような経験を踏まえた上で事象を意味づけているのか、どのような関係づくりを展開し支援を構築しているのかが明瞭に見えるようになった。加えて、ACT実践がもたらすリカバリーとは、地域生活の維

持という状態を超えて、主体性の回復という主体化のプロセスを支援することを意味しており、そのためには支援者らの主体性が不可欠であることを教えてくれた。日本の精神医療を地域生活中心へと転換するためには、こうした専門性を携えながら、医療者中心ではなく、利用者を中心に据えた支援体制の構築を図ることが不可欠であろう。

　問題は、専門性の方向なのだ。

　そして、この方向性を見定める際の鍵となるのが、利用者と共に行為しながら自らの実践を省察し、リカバリーという概念を身体に落とし込んでいくという直接性の水準における経験である。

　ともすれば、スタッフ１人１人の個性や感性で片づけられ埋没してしまう実践を、他者と共有可能な媒体として差し出すことで、地域生活中心への転換を図るための専門性について検証する機会となれば、本書は役目を果たせたことになるだろう。

　また、ACTスタッフらは、自らの実践を語ることで、文化的にも制度的にも多くの困難を抱える日本の精神医療において、本来であれば精神科病院での処遇を余儀なくされる可能性の高い重度である利用者を、地域という空間で支えることが可能であるという現実を見せてくれた。もう一度、この言葉を反芻しよう。

　　「しかし。ある行為を広めることができたとしても、それがそのまま勝
　　利を意味するわけではありません。大事なことは別にあります。つま
　　り、不可能だと思われていたことも可能になるということを、今では
　　人々が知っているということが大事なのです」*序章、注5)*

実現可能であるという経験は、たとえ困難な状況に置かれたとしても、未来への可能性を見出し、現状を打破していく原動力となるだろう。そして、こうした可能性を知るという経験こそが、医学モデルに依拠した眼差しを括弧に入れ、従来とは違ったやり方で重度の精神障害者を支えていく道を開いていく。

　精神障害者の地域生活支援に携わる日本の医療専門職にとって必要なのは、こうした未来への可能性をはらむ眼差しである。この眼差しに宿る希望こそが、地域で生きる利用者のリカバリーに伴走する原動力となるのだから。

補章 ACTとは何か

1. ACT-Kとの出会い

　私とACT-Kとの出会いは偶然やってきた。それは、当時、指導教官であった阿保順子教授から「京都でACTという組織を立ち上げる友人がいる」という話を聞き、「ぜひ見てみたい」と興味本位で視察に訪れたことからはじまる。そのときは、まさか10年後に彼らの実践を探求するため博士課程への進学を決意し、住まいを変え、職場さえも変えることになるとは微塵も思っていなかった。つくづく出会いとは不思議なものである。

　それから、かなりの歳月が過ぎ去ったが、はじめて彼らの実践を目撃したときの衝撃と戸惑いは今でも鮮明に覚えている。そもそも医療の必要性を認識していない重度の精神障害者と、どのように関係性を築いているのか疑問に思っていたが、彼らは、自由にのびのびと自分の専門性に誇りを持って働いているように見えた。例えば、訪問に同行させていただいた金井氏（第5章）は、全く接触ができなかった未治療の統合失調症の男性に対し、毎週、銭湯で背中を流させてもらうという地道な関係をコツコツと続けることで、硬直していた関係性を解きほぐしていた。2,000円もするお気に入りの垢こすり用のタオルを県外にある指定された店へ買いに行ったり、閉店している時間帯にもかかわらず、どうしてもその店の弁当が欲しいと呼び出され、店主と交渉し弁当をつくってもらい届けていたこともあった。また、居住地から200kmも離れた場所

から妄想の悪化により暴れていると連絡が入ったときも、電車を乗り継ぎ、片道2時間以上かけて迎えに行くなど、まさに東奔西走といった実践を展開していた。一見、利用者の要望に振り回されているようにも見えたが、利用者からの信頼は厚く、彼も苦笑しつつもその関係性を楽しんでいるように見えた。そこには、労働時間の制限という観念や患者と精神保健福祉士といった属性に基づく関係性は消失しているように見えた[1]。そして、こうした彼の実践は、明らかに利用者の精神症状を安定させる方向へと導いていた。

　私は、この難しさと面白さが混在する彼らの実践に一気に魅了された。ここには、日本の精神医療が地域生活中心へと転換を遂げるために必要な視点、具体的には、支援に携わる専門家の力量を高めるためのヒントが隠されているのではないか、そう考えたのである。

2. ACTの概要

　最後に、ACTの概要[2]を示して本書を締めくくる。ACTとは、重い精神障害のある方を対象に彼らのリカバリーの過程を支えるため、24時間365日、利用者との関係性を構築しながら利用者の希望する生活を医師や看護師、作業療法士、精神保健福祉士といった多職種チームで支えるサービスである。サービス内容は、①薬の処方と提供、②病気と服薬を利用者が自己管理するための支援、③個別の支持的療法、④危機介入、⑤入院期間中の継続支援、⑥住居サービスに関する支援、⑦日常生活の支援、⑧身体的健康に関する支援、⑨経済的サービスに関する支援、⑩就労支援、⑪家族支援、⑫社会的ネットワークの回復と維持のための支援と多岐にわたる。こうした支援を展開するACTチームは、スタッフ個々の職域を超えてサービスを提供するという意味を込

めて「超職種チーム」(Woodruff & McGonigel、1988) と呼ばれている。

　ACT は、世界的な脱施設化の流れのなか、1960 年代後半にアメリカのウィスコンシン州で誕生した。当時、メンドタ州立病院の研究チームが、重い精神障害を抱えた入院患者の多くが院内で多くの時間をかけてリハビリテーションプログラムを身につけても、結局は再入院に至るという現状を疑問視し、退院後の地域生活支援の量的、質的な貧困さ、責任の所在の曖昧さを指摘した。そこで、彼らは、地域精神保健サービスは、重症精神障害者のためのサービスを最重点項目にすべきだという信念のもと、地域生活を維持するために必要な治療やリハビリテーションは、地域生活の場において行われることが効果的であると考え、24 時間 365 日アクセス可能な多職種チームを組織し、地域生活訓練 (Training in Community Living、以下 TCL) として支援プロジェクトを開始した。結果、TCL プログラムの支援を受けた利用者は、対照群と比較して入院期間が短縮され、QOL、社会生活機能、サービス満足度が高いことが明らかとなり、世界の精神保健関係者に注目されるようになった。この TCL が現在の ACT のモデルとなっている。以下に、国際的なコンセンサスが得られている ACT プログラムの特徴を示す。

1. 伝統的な精神保健・医療・福祉サービスの下では地域生活支援を続けることが困難であった、重い精神障害を抱えた人を対象としている。
2. 看護師、ソーシャルワーカー、作業療法士、職業カウンセラー、精神科医など、さまざまな職種の専門家から構成されるチーム (多職種チーム) によってサービスが提供される。
3. 集中的なサービスが提供できるように、10 人程度のスタッフから成るチームの場合、100 人程度に利用者数の上限を設定している。
4. 担当スタッフがいない時でも質の高いサービスを提供できるよう

に、チームのスタッフ全員で 1 人の利用者のケアを共有し、支援していく。

5. 必要な保健・医療・福祉サービスのほとんどを、チームが責任を持って直接提供することで、サービスの統合性をはかっている。

6. 自宅や職場など、利用者が実際に暮らしている場所でより効果の上がる相談・支援が行われるように、積極的に訪問が行われる。

7. 原則としてサービスの提供に期限を定めず継続的な関わりをしていく。

8. 1 日 24 時間、365 日体制で、危機介入にも対応する。

　日本においては、2002 年度に国立精神・神経センター国府台病院において厚生労働科学研究費の助成を受けて ACT-Japan（ACT-J）のパイロットプログラム事業が開始されたのを皮切りに、さまざまな団体が ACTと称するチームを立ち上げ活動している。海外の ACT が行政主導で運営されていることが多いのに対して、日本では、病院所属のチームから県の機関として運営しているチーム、民間主導のチームまで設立主体は多様である。ちなみに、本稿で紹介した京都の ACT-K は、日本で初めて民間主導で立ち上げた異色かつバラエティ豊かなメンバーを有するチームである[3]。

　2023 年現在、コミュニティ・メンタルヘルス・アウトリーチ協会（旧全国 ACT ネットワーク）に登録している団体は 38 チームとなっている。近年、増加の一途を辿る精神科訪問看護事業所数[4] と比べると、ACTチーム全体の数はまだ少ないが、リカバリーの実現という同じ志を持つ者同士、横の交流が盛んなことが強みであろう。本来であれば入院を余儀なくされる利用者の地域生活の支え手として、そして、閉塞感漂う日本の精神医療の希望として、彼らのさらなる活躍を期待したい。

注一覧

はじめに　注

1) 浦河べてるの家の活動に携わってきたソーシャルワーカーの向谷地（2020）によると、当事者研究とは、「統合失調症や依存症などの精神障害を持ちながら暮らすなかで見出した、生きづらさや苦労といった体験（いわゆる"問題"や苦労、成功体験）を持ち寄り、それを研究テーマとして再構成し、背景にある事がらや経験、意味等を見極め、自分らしいユニークな発想で、仲間や関係者と一緒になってその人に合った"自分の助け方"や理解を見出していこうとする」取り組みであるとしている。

2) 当時、精神科病棟の倉庫で埃をかぶっていた拘束帯を、道具があると使用する理由になるからとすべて捨ててしまったのは、内科病棟から異動してきたベテランの竹越看護師長であった。その影響か、私は、身体拘束で使用する拘束帯を見たことも、ましてや使用方法に関する知識も皆無であった。一度だけ、精神運動興奮状態に陥り大暴れしていた患者に対して柔道の寝技をかけて応答していた川村医師の姿を目撃した記憶はある。抑え込みで患者から1本とった川村医師は、満足気に立ち去っていった。また、当時、R. リバーマンが考案した当事者の対人技能スキルの向上を目指す SST（Social Skills Training）を取り入れる精神科病棟が増えていたが、浦河赤十字病院においては、医療専門職自身も上司や部下、家族との対人関係で困りごとを抱えているとし、スタッフ自身の SST（PST：Professional Skills Training）を勤務時間内に行うなど、対人技能の問題を患者だけの問題として閉じないよう心掛けていた。なかでも、歯に衣着せぬ物言いで若いスタッフから恐れられていた竹腰看護師長への PST は盛り上がり、時間を超過することも多く、看護師たちが巡視に来ないと患者らが心配してナースステーションに来ることも度々あった。浦河赤十字病院精神科開放病棟におけるスタッフらの実践を総括するなら、精神疾患や精神医療の問題を、特別な存在として扱うのではなく、普通の人々の暮らしのなかに位置づけ直そうとする営みであるといえるだろう。

3) 精神構造モデルとは、中井（1984）が述べた統合失調症の寛解過程論を看護実践の理論的根拠として活用したものである。阿保は、対人関係論について、医学の枠組みとは異なる対人関係に基づく看護の在り方を明確にした点を評価しつつも、患者の病気の位置づけが曖昧であることの問題を指摘していた。また、アメリカから輸入されたセルフケア・モデルにおいても、セルフ自体が確立しきれていない日本において限界があることや、単に援助活動を行うレベルを示すだけで、直接的な精神内界へのアプローチを視野に入れていないことから生活療法に通じるものがあるといった問題点を指摘していた。

4) イタリアの精神医療の視察報告については、近田（2016）に寄稿した。案内役のジェノバ9地

区の地域精神保健センターの Paolo 医師は、日々の実践で大変なことは、「患者の家族や地域住民から毎日のように届く"あの人困るから入院させてほしい"というメッセージにいかに NO と言い続けるか」であると語った。そして、多くの市民は患者を精神科病院に入院させることに同意するだろうとし「社会という場は常にそういう場である。その点を踏まえて、社会のなかに精神疾患という病を抱えた人たちの存在を認めさせていくことが大切である」と語った。

5) バザーリアのこの発言は 1979 年、彼が人前で口にした最晩年の証言となった『ブラジル講演』(Basaglia, 2000/ 2017, p. 153) に収められている。イタリアは、1978 年に公布された 180 号法「自発的および強制的な病状確認と保健医療処置」により、精神科病院の新設や、すでにある精神科病院への新規入院、再入院を禁止し、予防・医療・福祉は原則として地域精神保健サービス機関で行うこととした。この法の立役者となったのが、精神科医のバザーリアである。バザーリアは、ゴリッツィア県立精神病院で目の当たりにした「人間」不在の現実に衝撃を受け、精神医学が持つ権力や暴力性、精神病院という場所や精神科医という制度が存在する理由を生産性に価値を置く資本主義社会との関係において思考することで、精神病院の廃絶という道を選択するに至る。彼の実践は、「本人原則」と「地域原則」を掲げた 1978 年の法 180 号法に結実する。なお、同法は、続く法 833 号「国民健康保健サービス法」に吸収され、新しい精神科入院病棟である SPDC (Servizio Psichiatrico di Diagnosi e Cura : 診断と治療のための精神科部門) を整備した。これらは 15 床を超えてはならず、入院期間も制限されており、これまでの入院中心主義から一転、地域・外来中心へと転換する契機となった。ただ、トリエステのように拘束や隔離といった手段に頼らずバザーリアの思想を引き継ぎながら実践を継続している地域もあれば、SPDC 内において拘束を実施している地域もある。2006 年にも、カリアリ県の総合病院 SPDC 内で男性患者が拘束され肺塞栓症により死亡した事例があるが、現場に赴いた精神科医の Del Giudice、Govanna (2020, p. 25) によると、ここで展開されていた医療とは「病気は、生物医学的要因を中心に考えられ、社会やさまざまな関係の文脈にある苦悩の実在を捉えることを欠いていた」とし、中心的な処遇は、大量の向精神薬の投与や拘束などの強制的手法に頼っていたと記している。理想的な法律や規則があったとしても、それを使いこなせるかどうかは活用する側の医療専門職の資質や能力、倫理的感受性、文化的な成熟度にかかっているだろう。

序章　注

1) 2006 年の「精神病院の用語整理法」により「精神病院」は差別的表現にあたるとして、法律上の用語はすべて「精神科病院」に置き換えられた。本書においても、「精神科病院」の表記を基本としつつ、歴史的事項については旧来の「精神病院」をそのまま使用した。

2) OECD : https://stats.oecd.org/ (情報取得 2022/ 02/ 02)

3) 医療社会学においては、医療を「近代医療のみが医療である」という立場と、社会において複数の医療が併存して存在している状態を医療と捉える「多元的医療システムのなかの近代医療」という区分が存在する (進藤・黒田、2010) が、本書における「医学モデル」や「医療モデル」とは、「自然科学的方法に基づいた学問体系としての西欧近代医学」、つまり生物医学モデルに依拠した近代医学モデルのことを指している。

4) アメリカの認知科学者であるブルーナー（Bruner, J., 1987/ 1998）は、生物医学的な説明のような論理的な推論が可能である理解の仕方を「科学－論理的思考モード」と呼んだ。それに対して、当事者である患者か家族などによって経験された主観的な病の経験を「物語的思考モード」と名づけた。ブルーナーによると、科学－論理的思考モードが、形式的および経験的な証明をもたらす手続きに訴えることで真理をもたらすのに対し、物語的思考モードは、真実味をもたらすものであるとした。

5) こうした患者と医療専門職の視点の違いを如実に示す例として、リカバリー概念の発展と普及に関して重要な役割を果たしてきたオーヘイガン（O'Hagan, Mary, 2014, p.54）は、入院時の経験として「医療者が自分のことを絶望的な苦闘のなかにいるヒーローと見てくれていると思っていたのだが、実際には彼らは、自分たち専門職の管理と抑制を必要とする、不健全で惑いやすく混乱した 21 歳の人としか見てなかった」と述べ、この違いが精神医療が患者を助けることに失敗する根本的な理由であると述べている。

6) 反精神医学運動とは、1960 年代にイギリスやフランスなどで展開された伝統的な精神医学の狂気観（狂気を疾患とすること）からの解放を目指す思想運動である。主に R.D. レインや D. クーパー、T. サズなどによって展開された。

7) 医療化とは、以前は医療の対象とは見なされなかった宗教、司法、教育、家庭などの社会生活のなかで起こっているとされてきたさまざまな現象が次第に医療の対象とされるようになっていくことを指す。コンラッドとシュナイダー（Conrad & Schneider, 1992/ 2003）は、狂気やアルコール依存症、アヘン嗜癖、子供の医療化、同性愛、医療と犯罪といった領域における「悪しきもの」から「病めるもの」への逸脱の定義における歴史的変容について分析した。そして、2000 年にわたる狂気の医療モデルの発達は、科学的であるというより、社会的・政治的な達成によって果たされたと結論づけている。なお、本書で述べた脱医療化とは、上記の医療化という現象を脱するという意味ではなく、精神医療という医学の範疇を脱するという意味で用いている。

第1章　注

1) 現象学的分析においては、インタビューで語られた順序や流れも分析対象となるため、インタビューの回数や逐語録の頁数を挿入することが習わしとなっている。ただし、本書において 5 名の実践の成り立ちを説明する際には、大きな影響がなかったため割愛している。なお、現象学的分析については、村上（2012、2013、2015）の方法論を用いている。

2) 他にも安里氏は「ずっと一緒に居れば、言い方悪いけどね、監視じゃないけど見ていられるわけだから、あぁ、大丈夫っていう変な安心感の時間だけは保たれるけど」（逐語録、p.9）と語っていた。利用者と一緒に居ることに対して「安心」と「監視」という両義的な視点で捉えていることがわかる。

3) 病院という空間における看護方式は、チーム全体で患者を担当するチームナーシングや個別受け持ち制のプライマリ・ナーシングなどが主流である。どの方法も、1 日 24 時間をいくつ

かの勤務帯に区切り、複数の看護師で患者を担当する交代制勤務で成り立っている。そのため、看護師の多くは、自分の勤務時間帯という短いスパンで、疾患に由来する症状の有無や食事摂取量、睡眠状況といった生活に関する情報を看護師主導で収集する傾向にある。

4) 研究協力者の多くが、24 時間 365 日といっても、日中の対応を丁寧に行えば、実際には夜間帯の対応は少ないことが多いと教えてくれた。

5) 本書で述べている主体化とは、自らの人生を生きる上で主体性を行使することができるといった主体性の回復を図ることを意味している。例えば、自らの欲求や希望を適切に認識・表出し、選択し、自己実現を図るといったことである。当然、この主体性には、自ら思考し、責任をもって行動するといった自律性も含まれている。しかし、本書の ACT スタッフらの実践の成り立ちを見ていくと、こうした主体性の回復とは、自己決定する近代的自律像を兼ね備えた主体として成し遂げられるものではないことが見えてくる。欲求や希望は、安里氏が利用者と苦楽を共にしていたように、他者との関係性のなかで育まれていくものであろう。

第 2 章　注

1) 病院機能評価の導入により、精神科病院内に存在していた喫煙所をなくすところが相次いだが、大迫氏も、これまで話してくれないような話をしてくれるなど、患者とのコミュニケーションの場として重要な場となっていた喫煙所がなくなることによる悔しさを語っていた。精神科医の横田（2019）も、統合失調症の回復における喫煙は「味わうこと」を取り戻す意味を含むとし、病院あげての禁煙運動は、暴力であり、ときに統合失調症を悪化させると指摘している。精神医療に携わる者であるからこそ、外部評価に安易に従う前に、喫煙という行為がもたらす意味について議論することが必要だったのではないだろうか。

2) 笑いというのは、冷やかしたり、ふざけるといった不謹慎さをもたらすわけではない。むしろ、笑いにより生まれた空間的余裕が、精神症状といった病への固執を緩和させ、その人らしさが前面に見えてくるといった眼差しの変化をもたらし、これまで硬直した関係性を開いていく契機にもなるだろう。

3) GAF (Global Assessment of Functioning) とは、成人の社会的・職業的・心理的機能を 1 から 100 の数値で評価するスケールである。数値が大きいほど精神面について健康であると評価される。

4) 水中毒とは、水を大量に摂取することにより低ナトリウム血症を起こす中毒症状。

5) 例えば、体温計という〈道具〉ですら過去の入院生活を想起させるために嫌がられることがあるという。大迫氏は「丁寧に丁寧に行かんと」、利用者さんと「関係」は「結べへん」（逐語録、p. 32）と語った。

6) 空間的な距離を置くだけではなく、匿名性を保持した上で「こっそり」置くことも、シイタケの原木から大迫氏のイメージを消すという意味において距離をおくことにつながるだろう。

7) 大迫氏が「安心」に関心を向けているのは、他の場面からも見てとれる。例えば、肛門から浸出液が出て下着に染み込むため、下着を履いては捨てるという利用者がおり「不安やったし」一緒に肛門科を受診したという。そこでは、特に問題ないと言われたが、利用者自身が「気になった」ため、安い下着を購入しては捨て続けているという。大迫氏は、それに対して「それはそれでええかと」と語っていた（逐語録、p. 65）。あくまで利用者の安心感を優先していることが伺える。

8) 日本のある精神科病棟では、院長の提案で、週に一度、看護師らスタッフも私服で仕事することを許可したが、結局、皆、白衣を着用することを選択したという。私服着用の許可は、患者に対してスタッフ自身も医療専門職以外の姿を見せたり、社会生活の一端に触れる機会としたいという意図があったと思われるが、結局、医療処置を行う作業着としての利便性や専門職らしさの象徴でもある白衣を着用することの安心感という医療専門職側の都合の方が勝ったということであろう。医療的な要素をはらむ道具を身にまといたいという欲求の裏には、自らの専門性に対するアイデンティティの脆弱さといった一面も見え隠れする。

第3章 注

1) 高木氏はこの件について、例えば、若い世代のうつ病などに必要なのは休息であって、精神科医が診断したり処方する必要はないと語っていた。精神科における薬物療法の歴史を概観した八木・鈴木・内田 (2015) は、近年、ICD や DSM といった操作的診断基準の拡大ならびに「社会から外来へ」という流れのなかで生じた精神科外来患者数の増加と向精神薬処方量の激増という現実が、徐々に精神科医の首を絞め始めていること、そして、こうした新しい形の多剤大量療法が精神科医たちに罪悪感のない形で始まったことに注意すべきであると指摘している。浦河赤十字病院の川村医師は、せん妄状態で一般病棟に入院していた患者に対して、看護師が、連日、安易に不眠時薬を投与し続けたことで過覚醒状態に陥ったことを問題視し、患者を精神科病棟へ転棟させたことがある。そして精神科病棟のスタッフらに、不眠時薬の使用を一切禁止する代わりに温かいお茶や会話を提供すること、それでも入眠しないときはあきらめるよう伝え、その内容を指示簿に記入した。

2) 妄想と生活世界のけんかを助長しているのは家族であるという発言があるが、この背景には、日本の精神障害者の家族同居（親や兄弟姉妹）率の高さが影響を与えているだろう。障害者白書 (2013) では、外来の精神障害者では、同居者有りが 81.2% あるものの配偶者のある者は 34.6% に留まっており、多くが親や兄弟姉妹と暮らしていることが示されている。また、松田・船越・北・羽田 (2013) によると、精神障害者を抱える家族は、精神障害者の幻覚や妄想などの症状があり病状が安定しないことや、社会的ネットワークを築くことや余暇時間を保てないこと、相談できる支援機関が限られているなどの理由でさまざまな困難を抱えていることが明らかとなっている。同じ空間で生活を営む者同士だからこその悩みや困難が存在することは当然のことで、ACT は、家族自身の人生を再構築してもらうための支援や、必要に応じて利用者の1人暮らしをすすめるなど、家族機能全体を視野に入れた支援も行っている。

3)「日本全国の統合失調症患者への抗精神病薬の処方パターン」の調査（奥村・野田・伊藤、2013）により、日本の精神科薬物療法が、外国にはほとんど例をみない多剤大量処方となっている実

態が明らかとなった。この結果を受けて、2013年には減量のためのガイドラインが出され、2014年度の診療報酬改定では向精神薬の一定以上の多剤併用は減算の対象とされることになった。抗精神病薬療法における治療観を歴史的に概観した八木・鈴木・内田 (2015) は、20世紀後半から進行してきた抗精神病薬の多剤大量化の背景に、科学的脳病説・標的症状主義から生じた発病論的・攻撃的な治療思想があると指摘している。一方、渡邊・八木 (2013) は、近年、リカバリーが重んじられるようになったことで、症状改善を目的とした薬物療法を行うという精神科医の役割そのものが変化してきているとし、当事者と双方的に治療方針を決定する SDM (Shared Decision Making) を取り入れるのが最適ではないかと述べている。

4)「治る」ことと「治す」ことの相違について指摘してくれたのは精神保健福祉士の大野美子氏である。確かに、「治る」のではなく「暮らす」ことを目指す高木氏の語りには、「治す」という医療専門職側からの一方向的なコミュニケーションの在り様を示す表現は一切登場しない。かわりによく登場するのが「よっぽどうまくいく」(本書、p.80)、「全然うまくいく」(逐語録、p.32)、「うまくいく人が多い」(逐語録、p.33)、「一番うまくいく」(逐語録、p.39) といった表現である。精神科医の治療行為は、精神疾患を病と位置づけるのか苦悩と位置づけるのかで大きく異なってくるだろう。医学においては疾患を身体的な異常として理解する生物医学モデルとジョージ L. エンゲル (George L. Engel) が提唱した生物・心理・社会モデル (Bio-Psycho-Social Mode 以下、BPS モデルと略す) がある。BPS モデルは、精神疾患を多様な見方で眼差し患者中心の医療を目指すという点で有効に見えるが、問題点も指されている。例えば、精神科医のガミー (Ghaemi, 2010/2012) は、BPS モデルは、単にさまざまに異なる視点を受容するだけの人畜無害な折衷主義であること、またこうした寛容さがかえって有害なアプローチ方法をも許容したという点で悲しい帰結をもたらしたと批判した。そして、それぞれの理論や方法の有効性の限界を自覚しつつ複数の方法をそれぞれ純粋に用いる多元主義的な立場の必要性を強調した。医療チーム内の衝突を回避し、関係性の安定を保つという点においては、BPS モデルほど便利な枠組みはないように見える。

第4章　注

1) 福山氏は、精神科看護専門看護師の資格を取得し活動している。専門看護師とは、複雑で解決困難な看護問題を持つ個人、家族および集団に対して水準の高い看護ケアを効率よく提供するため、日本看護協会が日本看護系大学協議会と連会しながら審査・認定を行う制度である。精神科看護専門看護師の取得者は、2022年12月現在、411人である (日本看護協会 HP：https://nintei.nurse.or.jp/nursing/qualification/ 情報取得 2023/10/30)

2) 顔と固有名詞の提示という実践は、レヴィ＝ストロース (Lévi-Strauss, 1958/1972) の真正性の基準という概念を彷彿とさせる。レヴィ＝ストロースは「1人の人間が他の1人によって具体的に理解される」(同、p.407) という具体的な経験の水準を真正の関係の様相と位置づけた。ACT 実践においては、このように利用者と現実世界においてリアルな関係性を結ぶことで、妄想世界から現実世界へと抜け出す契機となる可能性があるだろう。

3)「居合」とは素早く刀を抜いて敵に斬り付ける剣技を示す用語だが、福山氏は急性期状態にある対象者の存在を刃物に例え、剣が届く範囲のことを「居合」という表現で語っていた。

4) スペーシング機能とは、個体間の距離を調整する機能である。対象を自己の身体空間外に一定の距離・空間に押し戻す働きを示している。統合失調症患者のパーソナル・スペースが拡大しているのは、スペーシング機能の押し戻す力が弱く、いざというときの反発力、自由に伸展する弾性という適応性に乏しいためだという（市橋、1982、p. 37）。統合失調症患者とパーソナル・スペースの関係について、はじめて研究した Horowits & Duff & Stratton (1964) は、身体的境界の外側にある境界を身体緩衝帯と名付け、この帯域は身体像の布置の一部であり、ここでいう身体像とは自己表象と呼ばれる自我機能の一部であるとした。

5) 福山氏の共感的な了解の仕方は、ヤスパース（Jaspers、1971）が、同じ人間として共感ならびに追体験できるわかり方である「了解」という概念を彷彿とさせる。ヤスパースは、この了解に対して、追体験はできないが自然科学的な説明で構成されるわかり方を「説明」という概念で提示した。精神科医の松本（1996、p.119）は、「了解のできなくなったところで、説明がなされる」とし、1人の人間が1人の人間を了解することと説明することの差異は、1人の人間が相手を共に生きる同じ人間であるとみるか、相手と自分は異なる人間として説明の対象とするのかという人間の見方の変化を含むとしている。

第5章　注

1) 医療専門職にとってリカバリーという概念はすでに馴染みのものとなっているが、次のような批判もある。伊東（2016）は、医療への抵抗としてユーザー・サバイバーを中心としてスタートしたリカバリー概念が、本人の変化を条件としていないのに対して、ストレングス・モデルで活用されていくなかで、本人の変化をリカバリーの条件として位置づけていることの問題点を指摘している。そして、こうしたストレングス・モデルの活用のされ方は、支援する側である医療専門職が当事者の状態を肯定的な側面と否定的な側面に分類し、正しさを価値づけし、変化を求めるという点において、従来の二元論的な眼差しを含むモデルと変わりがないとしている。この指摘は、リカバリーという概念を信奉するだけではなく、この用語が誰の何のために存在するのかという点を忘れてはならないことを教えてくれる。

2) 新たに立ち上げた相談支援事業所とは、障害者総合支援法にもとづく相談支援事業を主な柱としている。積極的な退院支援と共に障害福祉・医療領域のみならず、多領域が協働できる地域支援体制作りを計画相談として行いながら、利用者やそのご家族等の声を中心に置いたアウトリーチ性の高い相談支援を中心に展開することを目指しているという。

3) こうした利用者を中心に据えた支援の在り方について金井氏は、さまざまな機関に支援を繋げるだけではなく、「その人にちゃんと回覧板が回る形」（逐語録、p.95）とも語っていた。

4) ブラッドショー（Bradshaw、1972）は、社会的ニーズ論において、フェルト・ニード（自覚ニード）やノーマティブ・ニード（規範ニード）のほか、実際にサービスの利用を申し出たエクスプレスト・ニード（表明ニード）、利用している人と比較してニードがあると判断されるコンパラティブ・ニード（比較ニード）など4種類に区分した。

1) ウィニコット（Winnicott、1954/ 1990）は、精神病の不安の起源を最早期の幼児期における環境の失敗であるとし、新たな環境下で、再度、失敗状況をやり直すため、治療者は患者を抱える環境として存在することの必要性を説いた。バリント（Balint、1968/ 1978）も、退行している患者にとって「あたかも大地や水が己の体重を安んじてあずける者を支え返してくれるように、患者を受容し支え荷うことを引き受ける周囲の人々のいること」（同、p.191）を重視しており、こうした引き受け手がいないと患者は自己変化に失敗すると述べていた。精神科医の横田（2012）も、精神病水準の患者が失敗状況をやり直す〈解凍〉（Winnicott、1954/ 1990）において治療者に求められるのは、医療的な技術や経験をある種超えた人としての信頼性といった人間的な契機であると述べた。そして、解凍のエピソードとその後を支える〈もの想い〉の機能を込めた一貫した日常生活におけるケアを通して患者は回復するのだという。横田は、このような日常生活上の細やかな配慮と思いやりを込めたケアにこそ治療・看護のスペシャリティがあると指摘した。その上で、近年も続く精神科病院内で生じる看護職者による患者への暴力行為について、多くの医療専門職たちの仕事そのものを傷つけ否定する振る舞いであると厳しく批判している。

2) こうした課題を踏まえて、私は、精神看護学実習を指導する際、事象への多様な解釈の視点を養えるような演習方法を組み立て、取り入れ始めた。例えば、1つの事象を精神症状として解釈することも、芸術作品といった別の観点からの解釈も可能となるような材料を取り入れるなどである。教授内容は、「近田・近藤（2021）、精神科看護学実習での工夫、NEO（Nursing Education Online）、医学書院.」にアップロードされている（NEO：https://www.igaku-shoin.co.p/b 2b/neo 情報取得 2022/ 11/ 21）。

3) イタリア精神医療改革の立役者であったバザーリアも「触発され、情動が動かされ、〈わたし〉と〈あなた〉のくっきりとした区別がなくなってしまう〈われわれ〉という多数性の次元の経験」における《出会い》の思想を重視していた。

4) "一緒"という行為について、大迫氏の分析でも述べたように、患者や医師といった役割や専門性を超えた同じ人間としての眼差しが要請されるのだろう。ただし、健康への影響という観点から考えると、医療専門職が利用者と一緒に喫煙するという行為自体、疑問視される可能性があるだろう。また、こうした実践は、内容によっては"遊んでいるだけ"のように映るため、精神科看護を専門としない他の領域の医療従事者から"仕事をしていない"と誤解されることも多い。こうした負い目が、精神医療をより科学的なものへと邁進させていく1つの契機となるのだろう。よって、精神医療従事者らは、専門職としてのアイデンティティを確立するためにも、こうした"一緒"という実践がどのような意味を持つのか検証し、発信していく必要があるだろう。

5) 臨床において医療規範以外の道具を活用する実践は、そのユニークさゆえ、支援者個人の"センス"という表現で一括りにされ、職人芸と見なされて終わってしまうことが多い。しかし、彼らの実践を見ていくと、過去の実践における失敗や薬物療法に頼らなくても生活できるという利用者の姿を見るという経験によりもたらされていたことが見えてきた。このように、

現象学的手法を用いて他者の実践の成り立ちを理解できる水準へ移行させることは、実践の質を広く他者と共有し検証する機会をもたらすだろう。

6）日本における精神障害者の地域生活への移行に関する問題は、2022 年 9 月 9 日に示された障害者権利条約の対日審査結果からもうかがえる。国際連合の障害者権利委員会は、第 1 回目となる対日審査において、日本政府に、障害のある人の強制入院や分離された特別な教育の中止に関する勧告を出した。医療ジャーナリストの福原 (2020) によると、日本における障害者権利条約の実施状況を調査した Jonas Ruškus 副委員長は、日本滞在中、障害者に対して「重度障害者」という表現をよく耳にしたとし、こうした表現は、医療ベースの障害評価を意味しており、脱施設化を妨げる要因の 1 つとなると述べた。人権モデルでは、"より多くのサポート"が必要であるという表現を用いるとし、日本では障害の医学モデルが深く根付き、人権モデルの理解が不足していると指摘した。なお、国際連合の障害者権利委員会 (2022) は、2022 年 9 月に『緊急時を含む脱施設化に関するガイドライン』をまとめた。そこには、脱施設化を妨げる要因の 1 つとして医学モデルがあげられている。

7）三品 (2013) は、近年、医療機関のデイケアや障害者自立支援法に基づく施設や事業が、精神障害のある人を生活者として支援するよりも、施設で生きる患者となるような援助をしている実態も少なからず存在すると述べ、こうした援助は、利用者が地域で生きる力や意欲を奪うような再施設化への援助であると指摘している。

8）同じような構造は、他の学問領域においても見受けられる。例えば、鷲田 (2007, p.76) は、世界への濃やかな視線を手に入れるはずだった現象学が、テクスト解釈の精緻さを厳しく要求するあまり、別の韜晦 (とうかい) に入りこんでしまっていると述べた。同じような懸念は、村上 (2019) の論考にも見出すことができる。村上は、自分が教育を受けて身につけた学問が、社会においてどのような意味を持つのか、何をしたら哲学をしたことになるのか、という疑念を抱いたことが、テクストの歴史研究から医療現場への質的研究へと向かわせる契機となったと述べている。物事へのあくなき探求心が視野狭窄的な思考を生み、かえって目的を見誤る恐れがあることの一端を示しているだろう。

9）このように、医療専門職の能力の活用方法が問題となるのは、国家資格を有し精神科医療に従事する医療専門職として負うべき責任の範囲や対象をめぐる議論が不足しているためだと考えられる。医療専門職は、知識や技術を有するがゆえに、第一義的な責任を負うべき対象を見誤ると、専門職としての役割を見失ったり、その能力が当事者以外の人々の欲望を満たすために利用される恐れがあることを肝に銘じなければならない。

10）「価値の遠近法」という表現は、鷲田 (2012) が、高度消費社会の日本において本当に必要なものは何かを見極める際に必要な思考法として経済学者の猪木武徳氏に倣い呼んだものである。鷲田は、価値の見極めにおいて必要とされるのが教養や民度であると述べていた。本書においても、医学モデルという価値の必要性を見極めることのできる眼差しという意味で用いた。ただし、ここでいう価値とは、利用者にとって必要であるかないかという意味であり、好きか否かという医療専門職自身の嗜好性を問うているのではない。

11）人が"精神病になる"過程を調査したシェフ (Scheff, 1966/1979) も、精神科医は人間の逸脱行

為に対して疑わしい場合、健康とみるより"病い"とみて診断する傾向にあることを明らかにし、患者と医師の出会いは、前者を精神病患者へと導くものとなることを指摘していた。このことから、医療専門職らが身につけていく生物医学モデルというものの見方は、別の価値が入り込む余地を与えないほど、医療の正当性を支える基盤となっていることがわかる。

12) そもそもACT実践を医療と位置づけるのか生活支援と位置づけるのかという議論もあるだろう。この点について金井氏は、ACTを「精神科医療の新しい形って打ち出すのは何かちょっと僕のなかでずっと違和感があった」(逐語録、p.13)と語っていた。そして、ACTは、重度の利用者を対象としているからこそ医療が必要だというのはわかるが、生活支援のなかに医療があるという位置関係にあるだけであり、本来はケアマネジメントであり「精神科医療じゃない」(逐語録、p.13)と述べた。ACT実践を医療と位置づけるのか生活支援と位置づけるのか、またその比率や配分をどのように捉えて実践しているのか、日本のACTチームまたはスタッフ個々の実践においても見解がわかれている可能性があるということだろう。ただ、地域生活支援において、精神医療と生活支援を明確に区分しながら実践している医療専門職は少ないのではないだろうか。まずは、精神医療・看護という名の下で展開される実践の意味内容を点検し、問い直すプロセスを経験することが重要かと思われる。

13) 専門職の中核概念として自律性をあげた医療社会学者のフリードソン(Freidson、1970/1992)は、自律性を「独立しており、自由で他からの指示を受けない、という特質ないし状態」であると定義した。勝山(2014)も「他者からの干渉・忠告・規制を受けることなく自分の技能を実行に移す自由を持つということ」と定義した。つまり専門職の自律性とは、自己裁量権が重要な要素を占めていることがわかる。もちろん、ACT実践において医療専門職1人1人の自律性が必要であることは間違いないが、専門職的自律性を過度に強調することで、かえって他の医療専門職の意思決定や専門職種間の連携・協働を困難にするという指摘がある(勝山2014)。そのため、これまで専門職的自律性の特徴であった自己裁量権について「他職種の知識や技術を知り、それを相互に活用し、信頼し合える関係性を構築する」といった相互依存性へと変更しようという動きがみられる(山本、2019)。確かに、専門職的自律性の向上を、他の医療専門職からの干渉を受けないという方法で構築することに固執し、省察の機会を欠いた実践というのは、独善的に陥る危険性を有しているだろう。こうしたモノローグ的な実践というのは、いずれ柔軟性を失い、チームの活動を硬直化させていく可能性がある。本書ではスタッフ個々の実践の成り立ちに焦点をあてており、ACTチーム全体としての連携まで明らかにしていないが、自律性と柔軟性を兼ね備えた個々のスタッフから成るチーム全体をどのように運営していくかという課題については、さらなる検証が必要であろう。

14) 働くことと喜びの関係については、人類学者である松嶋(2014、p.259、p.418)の能動的工夫の余地に関する論考を参照した。松嶋は、イタリアでブドウ収穫の仕事に携わっている当事者の語りを紹介しながら、一見、単純な肉体労働のように見える仕事にも"工夫"の余地があり、その"工夫"によってやり方を変える可能性が開かれていて、可能性を押し広げていくところに仕事の喜びが生まれるのではないかと述べている。そして、こうした能動的工夫の余地こそが、自己肯定感を生み出し〈主体性〉にとって譲ることのできない問題となると指摘した。当事者であっても、医療専門職であっても、働くという行為における能動的工夫の余地が、自己肯定感や主体性の回復において重要な意味を持つことは間違いない。

15) 社会学者の立岩（2010）は、専門分化について、患者の立場からすれば、逆に全体を見られたり、全体的に相手にされる"トータルケア"の鬱陶しさもあることを指摘している。確かに、全体を把握するという視点は、安里氏の語りにある支配的な眼差しを要請する恐れがあるだろう。しかし、医療専門職が眼差している部分は、全体のなかの一部であるという視点を欠くことで、歴史的存在である患者理解の希薄化に繋がる恐れがあることも忘れてはならない。

16) 専門分化について、日本の看護領域においては、2015年より医行為の一部を医師による事前指示書に基づき実施する特定行為に係る看護師の研修制度がスタートした。朝倉（2015）によると、同制度は看護師の高度な技量を評価する一方、看護師の専門職的自律性を高めるものではないと指摘している。精神科看護領域においては、精神および神経症状に係る薬剤の臨時投与が可能となっている。限定的ではあるが薬剤投与の判断を委託された看護師たちが、事象をどのように意味づけ投与の判断を下すのか、検証していく必要があるだろう。もし、特定行為を業とする精神科看護師たちが、これらの行為に高度な専門性という意味を込め、技術の洗練化に邁進するのであれば、地域生活中心への道のりは遠ざかるかもしれない。

補章　注

1) 夜間に弁当を頼まれた金井氏は、時間も遅いので、コンビニエンス・ストアで購入して行っては駄目かと利用者に打診したが「お前に不可能はない。そういうふうにお前を育てたはずだ」と言われたという。支援を受ける側の利用者が、支援者を育てているという主客転倒の関係性は、利用者自身、自己の存在を意味あるものと感じることへと繋がっていくだろう。

2) ACT 誕生の背景やプログラムの特徴については、西尾（2004）や三品（2013）を参照した。なかでも、本研究に取り組むにあたり、「診断に左右されないスキル」や「専門家としての鎧を脱ぐスキル」など、日本の ACT 実践から魅力的なスキルを数多く抽出した三品氏の論考から大きな影響を受けた。また、東北福祉大学で教鞭をとっていたとき、日本に ACT を導入した西尾雅明医師をはじめ、精神保健福祉士の梁田英麿氏らが所属する S-ACT の実践を間近で見る機会に恵まれた。所持金が底をつく度に空腹となり精神症状が出現していた利用者に対して、一緒にデパ地下の試食コーナーをめぐることで精神症状の安定を図るなど、彼らの実践も実にユニークなものが多かった。阿保（2011）のコラムや事例に、彼らの興味深い実践の様子が掲載されている。

3) 本書で登場した ACT-K のスタッフは、インタビュー当時、在籍していたメンバーらであるが、金井氏のように ACT-K を卒業し、新たに精神科訪問看護ステーションを立ち上げるなど、精力的に地域で活動しているスタッフもいる。なお、設立当初、ACT-K の研究部門を担っていた特定非営利活動法人京都メンタルケア・アクションも役目を終えて解散した。

4) 営利法人の訪問看護事業参入が認められた 1999 年以降、訪問看護事業所数は増加の一途を辿っている。この動きと比例して、近年、収益の増加を目論み、訪問件数を増やしたため業務的な訪問に成り下がるなど、支援の質を疑わざるを得ない事業所の話を耳にするようになった。まさに、今回、紹介した ACT-K スタッフらの実践の質とは、雲泥の差である。現在、日本における精神障害者の地域生活支援の質は、玉石混淆といった状態を呈しているといえる。

初出一覧

第2章 薬より、お札やったんや!──専門職としてではなく、人として関係性をつくる
近田真美子（2023）心配だから会いたい──重度の精神障がい者への多職種アウトリーチ支援における現象学的研究、p.179-197/ 榊原哲也、西村ユミ（編）、孫大輔、野間俊一、小林道太郎、西村高宏、山本則子、福田俊子、近田真美子、守田美奈子、和田渡、村上靖彦（著）「医療とケアの現象学：当事者の経験に迫る質的研究アプローチ」、ナカニシヤ出版．第10章の部分を、本人の了承を得て実名にて記載するなど本書への掲載に向けて修正を加え再掲した．

第4章 意味のある支援──主体化を目指し、利用者に責任を返しながら伴走する
近田真美子（2022）意味のある支援──重度の精神障害者の地域生活を支える看護実践の現象学的研究、臨床実践の現象学、5（2）．研究結果以降の文章を再掲した．https:// ir.library.osaka-u.ac.jp/ repo/ouka/all/ 87537/cp 5_ 016.pdf（情報取得 2022/ 11/ 21）

第5章 医療から社会生活へのシフトチェンジ──保護的な支援から、いつか到来する「自己実現」に向けた支援へ
近田真美子（2022）一市民としての様々な顔をつくる──重度の精神障害者の地域生活を支えるACT実践の現象学的研究、病院・地域精神医学、65（1）．再度、データ分析をし直し、全面的に改稿した文章を掲載した．

引用文献

阿保順子編著（2011）回復のプロセスに沿った精神科救急・急性期ケア．精神看護出版．
朝倉京子（2015）看護師の専門職化はどう評価できるのか．保健医療社会学会論集、25（2）、1- 6.
Barint, Michael（1978）新装版 治療論からみた退行──規定欠損の精神分析（中井久夫、訳）．金剛出版．〔Barint, Michael（1968）*Basic Fault: Therapeutic Aspects of Regression*, Tavistock.〕
Barton, Russell（1985）施設神経症──病院が精神病をつくる（正田亘、訳）．晃洋書房．〔Barton, Russell（1976）*Institutional Neurosis* 3rd Edition. Butterworth-Heinemann.〕
Basaglia, Franco（2017）バザーリア講演録 自由こそ治療だ！──イタリア精神保健ことはじめ（大熊一夫・大内紀彦・鈴木哲忠・梶原徹、訳）．岩波書店．〔Basaglia, Franco（2000）*Conferenze Brasiliane*, Raffaello Cortina Editore.〕
Basaglia, Franco（2021）施設の危機か？精神医学の危機か？（梶原徹、訳）．現実のユートピア．フランコ・バザーリア著作集（pp. 111- 123）．みすず書房．〔Basaglia, Franco（1968）*L'istituzione Negata Rapporto da un ospedale psichiatrico*. Giulio Einaudi Editore s.p.a.〕
Bradshaw, Jonathan（1972）Taxonomy of social need, in McLachlan, G. （ed.）, *Problems and Progress in Medical Care*, Oxford University Press, 1- 11.
Bruner, Jerome S.（1998）可能世界の心理（田中一彦、訳）．みすず書房．〔Bruner, Jerome S.（1987）*Actual Minds, Possible Worlds*. Harvard University Press.〕
Conrad Peter, Schneider. Joseph. W（2003）逸脱と医療化──悪から病いへ（進藤雄三・杉田聡・近藤正

英、訳）. ミネルヴァ書房.〔Conrad Peter, Schneider. Joseph. W (1992)*Deviance and Medicalization: From Badness to Sickness: Expanded Edition*. Temple University.〕

Del Giudice, Giovanna (2000) いますぐ彼を解きなさい：イタリアにおける非拘束社会への試み（岡村正幸・小村絹恵、訳）. ミネルヴァ書房.

Dell'acqua, Giuseppe & Mezzina, Roberto (1992) 精神障害へのアプローチ. 過渡期の精神医療：英国とイタリアの経験から (pp. 87-103)（川田誉音、訳）. 海声社.〔Ramon, Shulamit & Giannichedda, Maria Grazia (1988) *Psychiatry in Transition: The British and Italian Experiences*, Pluto press.〕

Freidson, Eliot (1992) 医療と専門家支配（進藤雄三・宝月誠、訳）. 恒星社厚生閣.〔Freidson, Eliot (1970) *Professional Dominance: The Social Structure of Medical Care*. Atherton Press, Inc.〕

福原麻希 (2022) 障害者教育、国連が日本に突きつけた厳しい課題——「特別支援教育の廃止」など6項目について勧告. 東洋経済新聞. https://toyokeizai.net/articles/-/623982?page=4（情報取得 2022/10/14）

Ghaemi, Nassir (2012) 現代精神医学のゆくえ——バイオサイコソーシャル折衷主義からの脱却（山岸洋・和田央・村井俊哉、訳）. みすず書房.〔Ghaemi, Nassir (2010) *The Rise and Fall of the Biopsychosocial Model: Reconciling Art snd Science in Psychiatry*, Johns Hopkins University Press.〕

長谷川唯 (2014) 精神科病棟における職員の患者に対する暴力の実体と構造. 病院・地域精神医学、*56*(3)、223-225.

長谷川唯 (2015) 精神科病棟における職員による精神的暴力の実態——専門性が暴力を合理化する過程の考察. 病院・地域精神医学、*58*(1)、62-64.

長谷川唯 (2016) 専門化される暴力. 病院・地域精神医学、*59*(1)、80-82.

Henry, Paolo (1992) リハビリテーション精神医療に向けて. 過渡期の精神医療 英国とイタリアの経験から (pp. 119-131)（川田誉音、訳）. 海声社.〔Ramon, Shulamit & Giannichedda, Maria Grazia (1988) *Psychiatry in Transition: The British and Italian Experiences*, Pluto press.〕

Horowitz, M. J. & Duff, D. F. & Stratton, L. O. (1964) Body-Buffer Zone: Exploration of Personal Space, *Archives of General Psychiatry, 11*(6), 651-656.

市橋秀夫 (1982) 分裂病のスペーシング機能障害——身体空間の精神病理. 吉松和哉（編）分裂病の精神病理 11 (pp. 29-59). 東京大学出版会.

伊東香純 (2016) ストレングス・モデルにおけるリカバリー概念の批判的検討. Core Ethies、*12*、1-11.

岩本華子 (2007) 社会福祉援助におけるクライエントの『主体性』概念に関する一考察：クライエントの『主体性』はどのように捉えられてきたのか. 社会問題研究、*56*(1)、95-116.

Jaspers, Karl (1971) 精神病理学原論（西丸四方、訳）. みすず書房.

勝山貴美子 (2014) 看護職のチーム医療における協働と自律性——歴史的背景と調査結果からの考察. 医学哲学 医学倫理、*32*(0)、33-42.

川内健三・天谷真奈美 (2013) 精神科訪問看護において病棟看護師が感じる困難. 日本看護研究学会誌、*36*(2)、1-11.

Kleinman, Arthur (2012) 精神医学を再考する——疾患カテゴリーから個人的経験へ（江口重幸・下地明友・松澤和正・堀有伸・五木田紳、訳）. みすず書房.〔Kleinman, Arthur (1988) *Rethinking Psychiatry From Cultural Category to Personal Experience*. The Face Press.〕

Kleinman, Arthur (1996) 病いの語り——慢性の病いをめぐる臨床人類学（江口重幸・五木田紳・上野豪志、訳）. 誠信書房.〔Kleinman, Arthur (1988) *The Illness Narratives : Suffering, Healing and Human Condition*. Basic Books,Inc.〕

国連障害者権利委員会 (2022) 緊急時を含む脱施設化に関するガイドライン (Guidelineson

deinstitutionalization, including in emergencies）. https://www.ohchr.org/en/documents/legal-standards-andguidelines/crpdc 5-guidelines-deinstitutionalization-including（情報取得 2022/ 09/ 12）

近田真美子（2016）私たちが学ぶべきは、方法論ではなく、人間への眼差しだ——理想郷ではなく等身大のイタリアに接して．精神看護、*19*（6）、564- 570、医学書院．

厚生労働省（2014）「長期入院精神障害者の地域移行に向けた具体的方策の今後の方向性」とりまとめについて．https://www.mhlw.go.jp/stf/shingi/ 0000051136.html（情報取得 2021/ 12/ 03）

葛島慎吾（2019）精神科訪問看護における看護師の困難さに関する文献検討．東京女子医科大学看護学会誌、*14*（1）、8- 14.

Lévi-Strauss, Claude（1972）構造人類学（荒川幾男・生松敬三・川田順造・佐々木明・田島節夫、訳）．みすず書房．〔Lévi-Strauss, Claude（1958）*Anthropologie Structurale*. Librairie Plon.〕

松葉祥一・西村ユミ（2014）現象学的看護研究——理論と分析の実際．医学書院．

松原治郎（1971）家族生活の機能．松原治郎・高橋均・細川幹夫（編）、家族生活の社会学（pp. 85-119）、学文社．

松田陽子・船越明子・北恵都子・羽田有紀（2013）精神障害者を抱える家族の精神的健康に影響を与える要因の検討．三重県立看護大学紀要、*17*、59- 65.

松本雅彦（1996）精神病理学とは何だろうか（増補・改訂版）．星和書店．

松本雅彦（2013）〈治すこと〉と〈治ること〉．高木俊介・横田泉・杉林稔・鈴木康一・小川恵・工藤潤一郎（編）、統合失調症のひろば（pp. 76- 81）．日本評論社．

松嶋健（2014）プシコ ナウティカ——イタリア精神医療の人類学．世界思想社．

Moser, Lorna & Bond, Gary（2009）Scope of Agency Control: Assertive Community Treatment Teams' Supervision on Consumers.*Psychiatric services*, *60*（7）, 922- 928. Mosher, Loren R & Burti, Lorenzo（1992）コミュニティメンタルヘルス——新しい地域精神保健活動の理論と実際（公衆衛生精神保健研究会、訳）．中央法規出版．〔Mosher, Loren R & Burti, Lorenzo（1989）*Community Mental Health and Practice*, W. W. Norton & Campany.〕

三品桂子（2013）重い精神障害のある人への包括的地域生活支援——アウトリーチ活動の理念とスキル．学術出版会．

三井さよ（2013）地域医療と社会学——生活の場の論理と医療者．月刊地域医学、*27*（10）、871- 874.

向谷地生良（2020）当事者研究とは——当事者研究の理念と構成．当事者研究ネットワーク．https://toukennet.jp/?page_id= 56（情報取得 2022/ 08/ 10）

村上靖彦（2012）具体から出発して——事象分析の現象学の方法論．臨床精神病理、*33*、315- 322.

村上靖彦（2013）摘便とお花見（pp. 349- 357）、医学書院．

村上靖彦（2015）現象学的な質的研究の方法論．看護研究、*48*（6）、558- 566.

村上靖彦（2019）哲学と質的研究：現象学的な質的研究の役割と位置づけについて．大阪大学大学院人間科学研究科紀要、*45*、1- 18.

中井久夫（1984）中井久夫著作集《精神医学の経験》1 巻 分裂病．岩崎学術出版．

西尾雅明（2004）ACT 入門——精神障害者のための包括型地域生活支援プログラム、金剛出版．

O'Hagan, Mary（2014）Madness Made Me: A Memoir, Wellington: Open Box.

岡本雅史（2010）「一人」で「一緒」に生きること——ジェノヴァの地域医療が示唆する自立と支援の弁証法．地域リハビリテーション、*5*（6）、552- 557.

奥村泰之・野田寿恵・伊藤弘人（2013）日本全国の統合失調症患者への抗精神病薬の処方パターン：ナショナルデータベースの活用、臨床精神薬理、*16*、1201- 1215.

Scheff, Thomas J. (1979) 狂気の烙印——精神病の社会学 (市川孝一、真田孝昭、訳). 誠信書房. 〔Scheff, Thomas J. (1966) *Being Mentally Ill: A Sociological Theory*. Aldine Publishing Company.〕

進藤雄三・黒田浩一郎 (1999) 医療社会学を学ぶ人のために. 世界思想社.

障害者白書平成 25 年版 (2013): 第 1 編 障害者の状況等. 内閣府. https://www 8.cao.go.jp/ shougai/whitepaper/h 25hakusho/ zenbun/h 1_ 01_ 02_ 02.html (情報取得 2022/ 09/ 12)

高木俊介 (2013a) 抗精神病薬の神話——統合失調症に対する薬物療法の盲信から脱するために. 統合失調症のひろば、1、日本評論社、87- 93.

高木俊介 (2013b) 抗精神病薬の神話——統合失調症に対する薬物療法の盲信から脱するために (後編). 統合失調症のひろば、2、日本評論社、167- 176.

立岩真也 (2010) 資格職と専門性. 進藤雄三・黒田浩一郎 (編)、医療社会学を学ぶ人のために (pp.139- 156)、世界思想社.

山本武志・河口明人 (2016) 医療プロフェッショナリズム概念の検討. 北海道大学大学院教育学研究院紀要、第 126 号、1- 18.

八木剛平・鈴木健文・内田裕之 (2015) 精神科薬物療法における "Natural Resilience Theory" の提唱——抗精神病薬多剤大量処方の是正に向けて. 精神神経学雑誌、117、10- 15.

梁田英麿 (2018) ケースマネジメント. 伊藤順一郎 (監)、小林茂・佐藤さやか (編)、病棟に頼らない地域精神医療論——精神障害者の生きる力をサポートする (pp.153- 164)、金剛出版.

横田泉 (2012) 統合失調症の回復とはどういうことか. 日本評論社.

横田泉 (2019) 精神医療のゆらぎとひらめき. 日本評論社.

鷲田清一 (2012) 語りきれないこと——危機と傷みの哲学. 角川学芸出版.

鷲田清一 (2007) 思考のエシックス——反・方法主義論. ナカニシヤ出版.

Winnicott, D. W. (1977) 情緒発達の精神分析理論——自我の芽ばえと母なるもの (牛島定信、訳). 岩崎学術出版. 〔Winnicott, D. W. (1965) *The Maturational Process and the Facilitating Environment*. Hogarth Press.〕

Winnicott, D. W. (1990) 第 19 章 精神分析的設定内での退行のメタサイコロジカルで臨床的な側面. 小児医学から精神分析へ. ウィニコット臨床論文集 II (北山修監訳) 岩崎学術出版. 〔Winnicott, D. W. (1954) Metapsycho-logical and Clinical Aspects of Regression within the Psycho-Analyticalset-up, *in Through Paediatrics to Psycho-Analysis Brunner Mazel*.〕

あとがき

　本書は、大阪大学大学院人間科学研究科に提出した博士論文がもとになっている（研究期間中、科学研究費・基盤研究C・18K10329の助成もいただいた）。

　公聴会の場で、副査を務めて下さった斎藤環先生に、「結局、あなたが言いたかった精神医療・看護の専門性とは何か」と問われ、しどろもどろになりつつも、日常のありふれた言葉と良識を兼ね備えた素人性を専門性と呼びたいと必死に答えたことを覚えている。

　その後、指導教官であった村上靖彦先生の励ましもあり、縁あって本書を世に出す幸運に恵まれた。結局、自分が強調したかった専門性とは何なのか、ACTスタッフらの実践のなかに、ひしひしと専門性を感じてしまうのはなぜなのか。自らに問い続けながらの執筆となった。

　私は、治癒を目指す医学モデルを否定しているわけではない。むしろ、医学モデルを身に付けているからこそ見える世界もある。私が問題としているのは、世界を医学モデル一辺倒に染め上げてしまう医療専門職の偏った眼差しや振る舞いなのだ。こうした眼差しは、専門職にとって都合のよい支援をもたらすばかりか、結果として、未熟な専門職を生み出していくことにつながるだろう。

　それでもよくわからないという方のために、専門性という言葉を、支援やケアといった別の言葉に置き換えて説明してみようと思う。

　私は、2011年3月11日に発生した東日本大震災において、精神看護の専門家として石巻市や仙台市の避難所で"こころのケアチーム"の一

員として活動した経験がある。そのとき、被災された方々の話に耳を傾けながら私の脳裏を駆け巡っていたのは、またもや「こころのケアとは何なのか」という専門性に対する問いであった。被災者の心理・精神状態を的確にアセスメントし次の対応へ繋げるという一連の行為のなかに、専門的な知識と思考、技術が必要であることは間違いない。とはいえ、まさに、突如として災厄に巻き込まれ、人生の生き直しを迫られている状況において、薬物療法をはじめとした狭義の医学モデルだけでは太刀打ちできないことも感じていた。温かな風呂や食事、安心できる人や空間といった普段の生活の営みを支えること、経済的な基盤を整えること、そして、突如、降りかかった災厄を自分の人生に落とし込んでいくための言葉を共に探していくこと……私が巡回していた避難所でも、狭義の専門性だけでは回収しきれない豊かな支援やケアが沢山あった。

　大型トラックで運搬されたピアノは、在りし日の日常を思い出せてくれるという点で被災者の皆を喜ばせていた。暗い面持ちで医療救護所に来ていた被災者の方を笑顔にしたのは、芸能人の藤原紀香氏であった。臨床宗教師や僧侶は、宗派を超え、カフェ・デ・モンクという傾聴喫茶の場を開き、多くの方々の話を聴き共に涙を流していた。本書で登場した安里看護師も、避難所で、必死にたこ焼きを焼いて皆を「笑わした」と言っていた。私も、仲間とともに震災という出来事を自分の言葉で捉え直す"てつがくカフェ"の場を開き続けた。

　人が人を支えるための豊かな知恵や方法が沢山あること。このことを熟知し、その上で、精神医療・看護の専門家としての能力を適材適所で発揮できること。精神医療・看護を、医療専門家だけの狭い世界に閉じ込めない工夫をし続けること。私が言いたかったのは、つまり、そのようなブリコラージュ的な営みのことなのだ。私の意図を含め、本書がど

のように読まれていくのか、あとは、読者諸兄の皆様に委ねたいと思う。

　本書を世に出すにあたって、多くの方から協力と励ましをいただいた。まずもって、実名でインタビューに答えてくれた安里順子さん、大迫晋さん、高木俊介さん、福山敦子さん、金井浩一さんに感謝したい。彼らの魅力的な実践がなければ、研究活動はおろか本書も存在しなかった。高木さんからは、「実名を出すことは、自分の実践に責任をもつという意味でも重要である」と心強いご意見もいただき励みになった。そして、研究活動中、コロナ禍に突入し、業務過多に陥り休学を余儀なくされつつも、辛抱強く私の研究活動を見守り続けて下さった村上靖彦先生。率直に議論を交わし励ましあった村上ゼミの仲間。村上ゼミの寛容さがなければ、のびのびと博士論文を書くことは不可能であった。そして、現象学的研究であるとは何かを常に考え、貴重な議論の場を提供してくれた臨床実践の現象学研究会の皆様。こだわりが強く、なかなか素直に言うことを聞かない私の考えを常に尊重し、出版までこぎつけて下さった医学書院の金子力丸さん。本書のために、印象的な装画とイラストを提供して下さった SAKURA さん。最後に、思うように研究・執筆が進まないとき、「我が家は"博士の家"だから、博士号をもっていないと住めない」と、妙な言説で励まし続けてくれたパートナーに、心より感謝したい。

　2024 年 1 月、冬来りなば春遠からじと呟きながら。

近田真美子

索引